子どもガボール-見るだけで視力がよくなる-幼児・小学生向け

1天3分鐘！28個保健視力、鍛鍊大腦的訓練

蓋博眼球運動書

專爲幼童・小學生設計

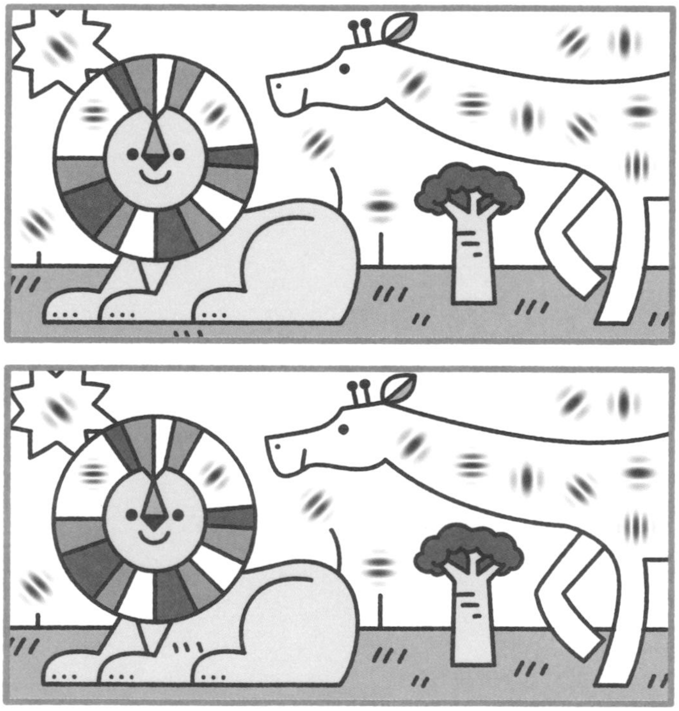

平松類 眼科醫師・醫學博士／著　**林珂如** 台北市立萬芳醫院眼科主治醫師／審訂

周子琪／譯

前言

電視和電玩遊戲、手機、平板，這些會傷害孩子的眼睛嗎？
答案是「會」，而且至少能肯定這些物品無益於孩子的眼睛。
不過，要孩子們完全不接觸這些3C產品，實在是一件不可能的事。
另外，生活中，除了電子媒體以外，還有許多事物一樣會對眼睛帶來負擔，
並且造成**孩童近視持續攀升的趨勢**。
近視在日後有極高的風險會引發白內障、青光眼、視網膜剝離等眼疾；
每天必須戴著眼鏡或隱形眼鏡生活的日子實在很煩人；
「希望孩子不要近視」應該是每位父母親的心聲吧！
不過，當你告訴孩子別看電視、不要打電動時，
大部分的孩子應該都會將這些話當作耳邊風，甚至有的孩子會說：「一直叫我去看書的話，也很容易就會近視喔！」讓許多父母不知該如何是好。

理想的護眼生活，仍舊是紙上談兵的理論。

三年多前，我曾在日本介紹過「蓋博符號」，並且得到廣大迴響。

許多人努力執行這套**簡單、無副作用、經科學證實有效的雙眼保健法**，並且實際感受到改變。

不過，「蓋博符號」是一種觀察黑白條線紋的單純動作，對於喜好玩樂的孩子而言，可能會感到很無趣。因此我帶著「**如何讓孩子們持續對蓋博符號抱持熱誠**」的想法，再加上希望大家能夠更深入了解我們的眼睛，以**好好愛護眼睛**的心情完成本書，並收錄了許多豐富有趣的眼睛謎語。

一天花三分鐘觀看蓋博符號是最理想的，不過這也並非絕對。你可以一天做好幾次，或者偶爾休息一下也沒關係，也可以邀請眼睛時常疲勞，或開始出現老花眼的爸爸、媽媽、爺爺、奶奶，和**家人們一起輕鬆愉快的練習**。

孩子3歲時的視力約為1.0，視力隨著眼部機能及腦部發育，約在8～10歲時就定型了

剛出生時

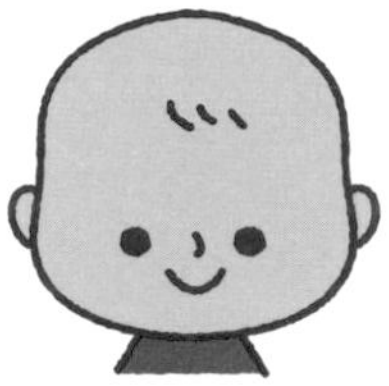

- 只看得見大概輪廓
- 眼球直徑約 16.5 公厘

point

- 能夠分辨明、暗
- 二個月時，眼睛會跟著物品移動
- 一歲時的視力約為 0.1 ～ 0.2

眼睛隨著身體的發育而長大，視力也會跟著越來越清晰

剛出生的嬰兒，眼睛視力約為0.01，大約能夠分辨明暗，看東西的輪廓則呈現模糊的狀態，幾乎是處於看不見的程度。不過，嬰兒眼睛的發展速度非常顯著，出生後兩個月左右，眼睛就會跟著看到的物品慢慢地移動，等到迎接一歲生日時，視力就會變成0.1～0.2左右了。

孩子眼睛的大小與視力的發育息息相關。嬰兒的身體較小，所以眼睛也會比較小。

剛出生的嬰兒，眼球的直徑約16.5公厘，在一歲時約為21公厘，十歲時，則成長到24公厘，等同於成年人眼睛的大小。**眼睛的直徑逐漸變長，孩子看物品的焦距也會跟著變得更加精準，到了三至五歲左右，視力約會落在1.0。**

※ 發育狀況因人而異

3～5歲時

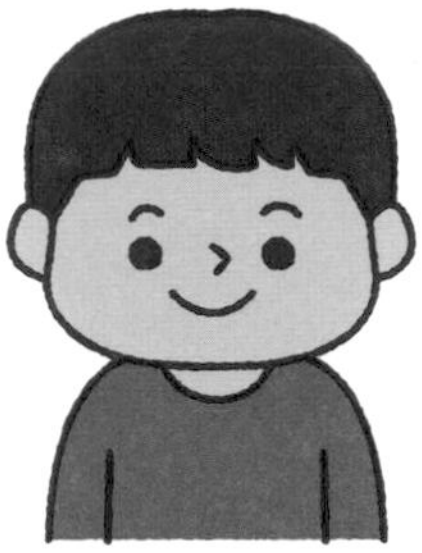

視力約 1.0（0.5 以上）

眼球直徑約 21 公厘

point

- 3 歲時，孩子的視力會迅速發展
- 透過 3 歲兒童健檢來檢查視力（幫助我們早期發現有無發育遲緩或異常、罹患眼疾等問題）

8～10歲時

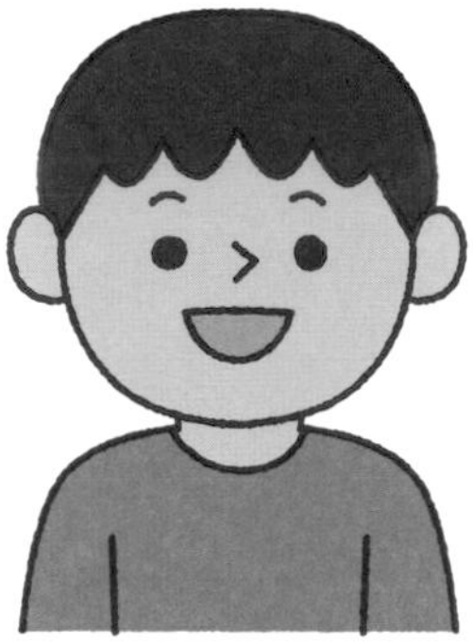

視力約 1.0~1.2

眼球直徑約 22～24 公厘

point

- 約等同於成年人的視力
- 眼部幾乎已完全發育完成
- 近視的孩子逐漸增加

長大後

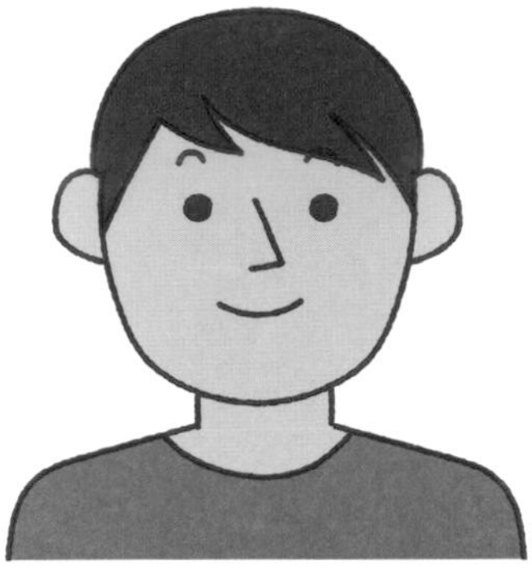

眼部的發育會在 10 歲前完成。在那之後，眼部的機能雖然不再出現極大的變化，但隨著用眼方式和環境影響，則會逐漸開始出現近視的症狀。步入中年後，越來越多人會感覺到眼睛出現老花眼等，伴隨年齡增長而來的眼部問題；到了老年，甚至容易引發白內障及老年性黃斑部病變等症狀。

8～10歲 是眼部發育的黃金期

然而，視力並不是唯一能夠讓我們正確看見物體的關鍵，其他重要的關鍵還有辨別顏色的能力（色覺）、在大腦內將左右兩眼各自看到的影像，整合為一的能力（雙眼視覺）。孩子從出生到八至十歲左右，是眼部發育的黃金期，這時期發育的不只有眼部機能，腦部也會跟著逐漸發育，視力甚至以驚人的速度發展。我們可以藉由戶外運動、看電視或使用手機時保持適當的距離、眼睛疲勞時確實休息、均衡的攝取營養、規律的生活等日常保養，全力打造有益於孩子眼睛的環境，讓孩子擁有一雙「看得清晰又健康」的眼睛。

另外，早期發現眼部發展障礙這點非常重要。健康檢查時，如果有檢查出問題，請盡早帶孩子至眼科接受治療。

目錄

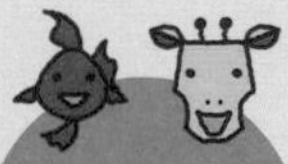

給孩子們的章節

每3位小學生之中 就有1位視力不到1.0

孩童的近視比例正逐漸往上攀升

你知道現今小學生之中，近視與近視風險群的比例有多少嗎？答案是約35%；也就是每三位即有一位已經近視，或是有近視風險。

日本文部科學省每年針對全國孩童發育及健康狀態進行調查（學校保健統計調查），而視力也是其中一項調查項目。根據調查結果顯示，**孩童的視力在這數十年間，出現逐漸下滑的趨勢**；以國小生的狀況來說，一九七八年時，孩童視力不到1.0的百分比為16%，可是二〇一九年時的百分比卻呈倍數成長，來到了34.6%。

若以視力檢查結果為0.9來說，對日常生活並不會造成影響，但是，若集中統計未滿1.0的孩童數來看，則會發現統計聚合數持續落在未滿0.7及未滿0.3的區塊，那視力0.9的孩童就變成近視風險群了。反過來說，有些孩子會對自己的視力「未達到1.5」而感到懊悔，但是以醫學的角度來看，1.0和1.5之間的差異很微小，並不足以造成視力問題，因此如果孩子的視力達1.0以上，則暫時可以認定孩子的視力大致上沒有問題，但不代表沒有近視。

裸眼視力不到 1.0 的孩子正逐年增加

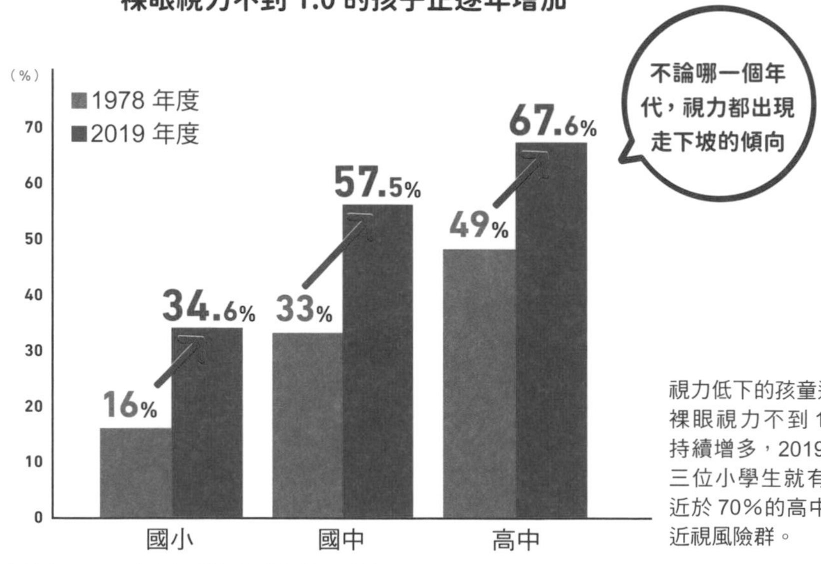

視力低下的孩童逐年增加。裸眼視力不到 1.0 的孩子持續增多，2019 年中，每三位小學生就有一位；趨近於 70%的高中生是處於近視風險群。

資料來源：日本文部科學省「學校保健統計調查」

勤於學習的孩子容易近視的刻板印象

為什麼罹患近視的比例會增加這麼多呢？實際上，我們還無法明確知道造成近視的原因是什麼。

不過，**減少戶外活動這點是我們已知明確獲得證實的原因**。或許你會覺得如果只是玩遊戲，那待在室內也可以，但是到戶外活動身體，透過觀看遠的、近的、靜止的、動態的等各式各樣的景象，是能夠預防近視的。除此之外，也有人認為曬太陽和罹患近視的與否也息息相關。

孩童近視增加的原因，也有可能是因為看近物的機會，和過去相比變多了。手機及平板的普及化，增加了隨手可得的觀看機會，加上到補習班學習的孩子越來越多，相對也加速孩童罹患近視的機會；卡通動畫中的主角，也大多將功課好的孩子塑造成戴著眼鏡的形象，這似乎也造就「努力學習的孩子容易近視」的刻板印象。

另外，大家都知道近視與遺傳也有關聯。**父母雙方其中一方，或是父母兩人都是近視者，孩子變成近視者的可能性也較高。**不過即使如此，我們仍無法斷定近視一定是遺傳造成的，因為從這幾十年近視風險群呈現倍數成長的原因來看，很難說是遺傳造成的結果。

容易近視的原因？

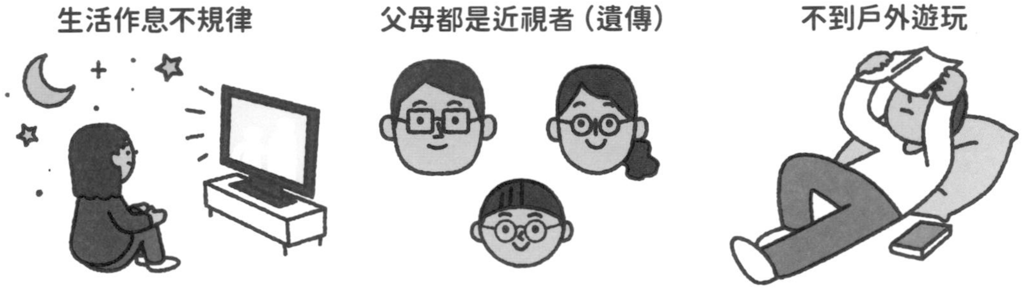
生活作息不規律
父母都是近視者（遺傳）
不到戶外遊玩

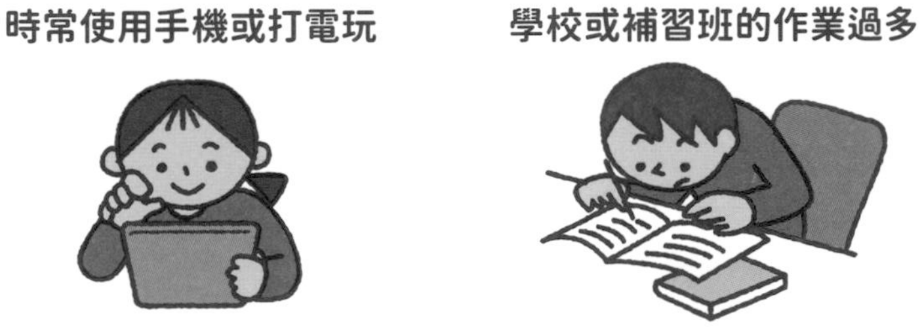
時常使用手機或打電玩
學校或補習班的作業過多

經科學證實，減少戶外活動與近視有顯著的因果關係。而近距離觀看手機等 3C 產品，也是導致近視度數增加的原因之一。

連結各個部位及機能，讓我們能看見影像

眼睛及腦部發生障礙時，將會影響視力！

接下來，簡單說明人類是如何看見物體及影像的。當眼前的影像進入眼睛後，水晶體會開始調節焦距，並將物品聚焦在視網膜的中心點上，接著將這些信息傳輸到我們的大腦後，就會構成「看得見」的訊號。**因此，從眼睛表面的角膜到大腦內部構造之間，某一個環節發生問題時**，我們的視力就會受到影響。雖然近視大多數是眼軸長度的問題所引起的，但眼睛的問題卻不光只有這一點。

例如，老花眼是因為調節水晶體厚度的睫狀肌，它的收縮能力衰退，導致眼部焦距調節功能下降所引起的症狀。也許你會認為老花眼是高齡者特有的症狀，但其實睫狀肌的功能早在十幾歲、二十幾歲時就逐漸開始出現衰退的現象了。

而隨著年齡的增長，幾乎每一個人都會碰到的眼疾是白內障，它是一種經年累月下來，水晶體逐漸變混濁所引起的症狀。你的視力可能會變模糊，眼前的影像看起來就彷彿鋪上一層薄紗似的朦朧不清。

還有最嚴重的眼疾：視網膜的問題，隨著年齡增長它會出現退

一定要知道！眼部構造與疾病

眼軸

（眼睛表面到視網膜的距離）

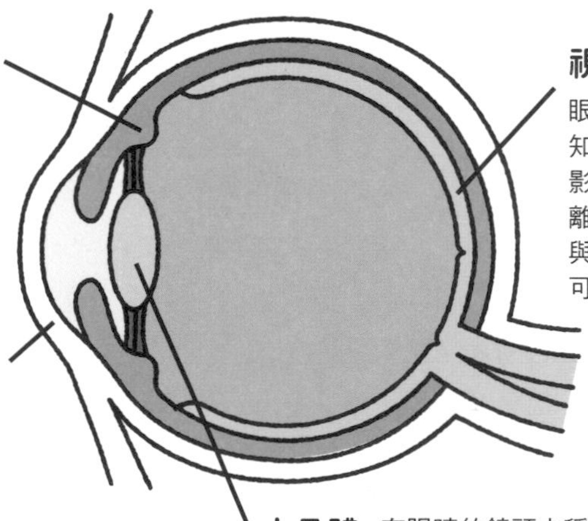

睫狀肌

連結水晶體的肌肉。藉由肌肉的伸縮來改變水晶體的厚度。睫狀肌的功能一旦衰退了，眼睛就會時常出現疲勞感或老花眼的症狀。

眼角膜

包覆眼睛表面、眼球部位的薄膜。擁有維持眼球的形狀以及將光源送至瞳孔內的功能。當眼角膜受傷時，細菌會由此進入眼睛，引發眼部感染症狀。

視網膜

眼睛內部的薄膜。它能感知光源並將眼睛所看到的影像投射出來。視網膜剝離、老年性黃斑部病變等與視網膜相關的症狀，也可能會引發失明。

水晶體

有眼睛的鏡頭之稱。水晶體藉由改變厚度來調節焦距，將眼前所見的影像投射到眼睛內部。大多數的白內障，即是水晶體混濁所引發的自然老化現象。

化、破洞，嚴重的高度近視，甚至會出現視網膜剝落、影像無法聚焦的狀況，這樣的症狀若持續惡化下去，很有可能會引發失明。

孩子的眼睛每天都在成長和變化

那麼，該如何檢查才能知道孩子眼睛的健康狀態呢？我們可以將學校所做的視力檢查當作指標。首先，**透過這個檢查了解孩子的視力是否達到1.0以上（A級）。檢查結果若為0.7～0.9則是B級**。因為這個階段的視力，幾乎都能看見黑板上的字，所以很多人並不會特別的在意，但是，若能盡早處理，近視就有可能獲得改善。因此，請務必與醫生諮詢商談，不要置之不理。

另一方面，學校的視力檢查結果也讓人憂喜參半。以A級的結果來說，雖然可歸列為「視力正常」，但卻無法斷定眼睛完全沒有近視的問題。此外，**以C級或D級的例子來說，戴上眼鏡後，視力若有達到1.0以上，那麼需要接受醫療性治療的可能性就較低**；但如果裸眼視力為0.2，戴上眼鏡後視力仍然只有0.7的情況，就會讓人有點擔心了。原因有可能是眼鏡不合適，或是有其他尚未發現的眼疾問題。

小學生每天都在發育，身高跟體重也一樣日漸成長、變化。因此，確認視力檢查的結果是絕對必要的，**當你發現孩子的視力衰退、看東西的方式出現異常等症狀時，請盡早帶孩子至眼科接受治療。**就算視力正常，三歲以上仍建議至少半年至眼科檢查眼睛。

透過視力檢查幫助我們了解「能見度的指標」

確認孩子是否不易看清楚近物

即使結果爲B級也別放任不管

↓請至眼科接受檢查

A	1.0 以上	坐在教室最後面的座位，完全能看清楚黑板上的文字
B	0.9 ～ 0.7	坐在教室中間偏後的座位，幾乎能讀出黑板上的文字
C	0.6 ～ 0.3	即使坐在教室中間偏前的座位，也很難看清楚較小的文字
D	未滿 0.3	坐在教室最前面的座位，但沒戴眼鏡或隱形眼鏡，就看不到

A級指的是在一定的距離內能夠看見物體和影像，但並不代表「沒有近視」。如果，你對孩子的眼睛有任何顧慮，像是不確定距離近一點，孩子是否能夠看清楚等疑問，都建議帶孩子至眼科接受檢查。

近視是不易看清楚遠方

眼軸長度過度增長時就會形成近視

近視是一種眼睛處於「看得見近物，但不容易看清楚遠物」的狀態。請看下方的圖示就知道，**近視就是眼睛將所看到的影像焦距，集結在視網膜的前面，因為焦距集結的位置比原本應該座落的位置還近，所以稱之為「近」視。**

那麼，為什麼焦距會落在視網膜的前方呢？原因在於眼睛的深度，也就是眼軸過長。眼軸原本的長度約為24公厘，而這樣的長度，剛好是眼睛看到物體及影像時落在視網膜上的焦距長度，如果變長到25公厘、26公厘，眼睛觀看物體及影像的焦距時，距離就會變得更近。而且當光的折射距離隨著眼睛所見的物體及影像距離產生偏移時，焦距就會出現偏差，變成落在視網膜的前面。

關於眼軸變長的眼部構造，有好幾種假設性說法，這部分我就不在本書裡詳細介紹了，因為**近視確實是一種眼軸長度超過一般長度的狀態。**

另外，當調節水晶體厚度的睫狀肌功能過強，導致眼睛的焦距暫時被拉到視網膜前方時，此時眼軸長度雖然變長了，卻不是真正的近視，這樣的狀態就是我們所說的「假性近視」。

近視時，眼睛的焦距會落在視網膜的正前方

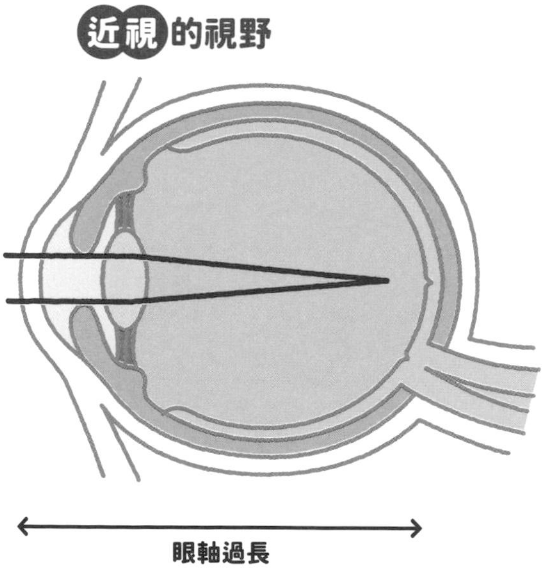

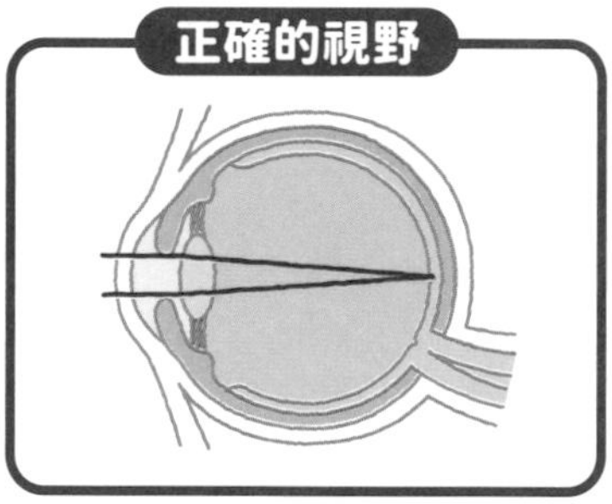

當眼角膜到視網膜的距離（眼軸）變長時，影像的焦距就會變到視網膜的前方。眼軸的長度大於 26 公厘就會變成「高度近視」。

遠視是近的、遠的都看不清楚

幼兒時期，每一個人都是遠視兒

有些人或許會覺得遠視就是「看得見遠方的物體，但看不清楚近物」。確實，對輕微的遠視者來說，較容易看見遠處的物體，但正確地來說，遠視是一種「遠、近都不易看清楚」的狀態，而它形成的原因正好與近視相反，是眼軸距離變短了，也就是說，焦距超出了原本應該聚集的位置，所以稱之為「遠」視。

大家知道幼齡兒童全部都是遠視者嗎？嬰幼兒的身體很小，相對的，他們的眼球也很小。一歲嬰兒的眼軸長度約為21公厘，在這樣的狀態之下，焦距自然會落在視網膜的後面，但眼睛隨著身體的發育也會跟著變大，到了八至十歲左右，眼軸的長度就會與成年人一樣，達到24公厘長。

雖然隨著成長，孩子遠視的狀況會逐漸趨於好轉，但有的孩子則受眼睛發育遲緩的影響，持續處於高度遠視的狀態。因為孩子不擅於表達「看不見」的狀態，所以我們很難察覺，加上如果我們置之不理，孩子將會在視力模糊不清的狀態下成長。因此，三歲兒童視力檢查的目的，就是幫助我們發現及確認，孩童是否有高度遠視的症狀。

遠視時，眼睛的焦距會落在視網膜的後方

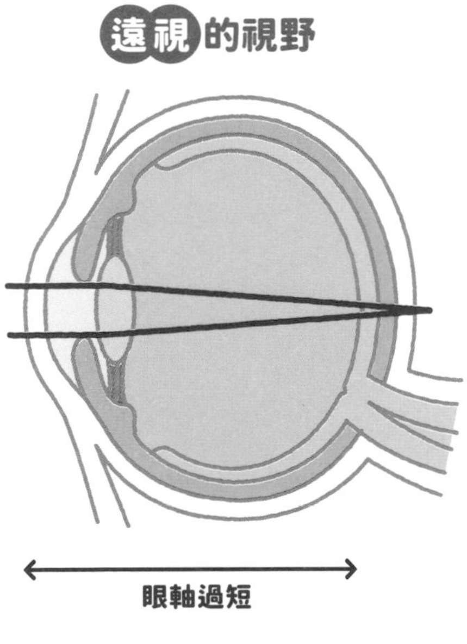

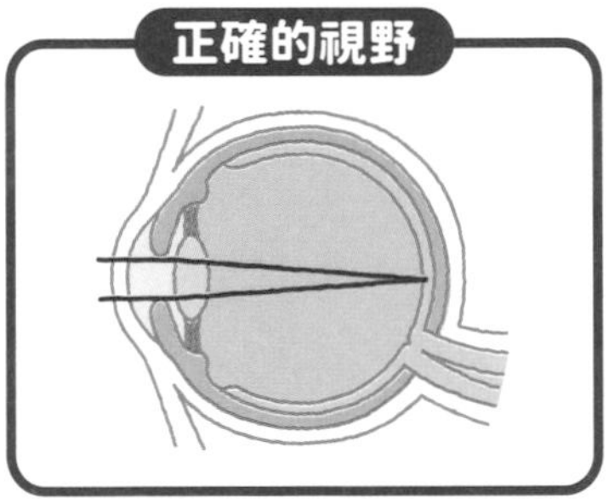

眼軸過短，眼睛的焦距落在視網膜後方的狀態，稱之為遠視。嬰幼兒不僅身體小，眼球也很小，所以大家都是遠視者。

孩子「看不清楚」時，千萬別置之不理！

高度遠視所引起的「斜視」&「弱視」

幼童時期的孩子雖然都是遠視者，但視力仍會隨著眼部構造發育而慢慢進步。不過，其中有些孩子則會因為遠視症狀較為嚴重，而面臨視力很難進步的狀態。高度遠視的症狀會影響孩子拚命將焦距集中在某一側，導致眼睛變成「斜視」的狀態；最常見的是左右眼其中一隻眼睛的眼球會往鼻梁側內偏的「內斜視」，另外還有往外側偏的「外斜視」、往上或往下的「上斜視」與「下斜視」等症狀。

而且，正因為遠視不論遠近都看不清楚，所以傳輸到腦部的影像就會呈現朦朧不清的樣態，若孩子八歲之前持續維持這樣的狀態，那麼大腦就會拒絕學會「看」的動作，並且終止眼部發育，形成所謂的「弱視」。

發現孩童遠視時，最重要是盡早讓孩子戴上專用矯正眼鏡，鍛鍊「看」的動作。坊間也有不少遠視者在醫生的指導及適當的治療下，長大後不需要戴眼鏡的案例，因此當您發現孩子看東西時，眼神出現異樣，或是跟其他孩子相比更不容易看清楚時，請別忽視這個狀態，務必盡快帶孩子諮詢眼科醫師。

高度遠視也會演變成斜視、弱視

弱視 認爲看不到影像是「正常」的狀態

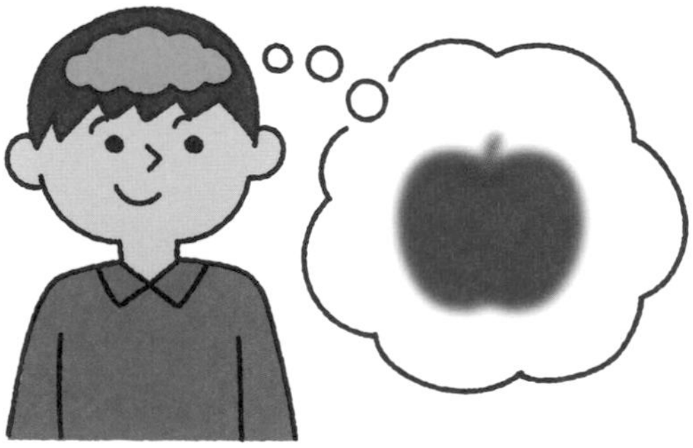

到了一定的年紀之後，眼睛就會停止發展。在這個時期之前，大腦若不去學習看得見這件事，孩子的視力會陷入就算戴上眼鏡，也無法看清楚影像的狀態。

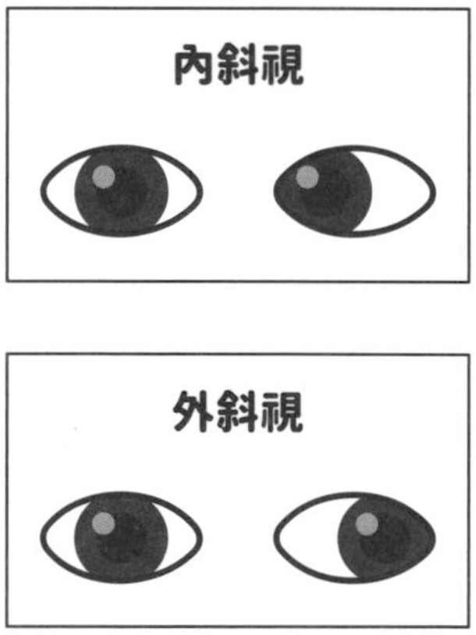

當孩子試圖仔細觀察時，眼球的位置會出現偏移狀態的斜視。其中，約有70%是屬單邊眼球往鼻梁靠近的內斜視。除了圖示中的外斜視以外，還有上斜視及下斜視等狀態。

column

戴眼鏡「會加速近視」是非常錯誤的觀念！

當我告訴家長「您的孩子近視了，建議戴眼鏡」時，有些家長會帶著厭惡的表情提出「戴眼鏡後，近視會更加惡化吧？」的質疑。這是一個非常錯誤的觀念。因為眼鏡只是一種工具，戴了以後並不會造成近視惡化，也無法改善近視的狀況。

雖然有些家長表示「孩子眼鏡的度數變得越來越深，很令人擔心」，但孩子持續發育成長才是近視惡化的原因。因為當眼球同時隨著身體發育而長大時，眼軸的距離相對的也會變長；再加上孩子長大後，擁有更多學習的時間和使用電子產品的機會，也是促使近視惡化的原因。因此，戴眼鏡並不意味著近視度數會加深。

當眼睛的能見度變低時，不僅孩子的生活品質會變差、還有可能會出現學習障礙、受傷，或是活動量降低等情況。因為孩子的成長腳步很快，所以請爸爸媽媽們要不厭其煩的幫孩子確認眼鏡的度數、為孩子訂做一副能夠匹配視力的眼鏡，並且用心保養眼鏡，別讓鏡片出現髒汙、鏡框彎曲等狀況，成為孩子不想戴眼鏡的理由，也請不要在孩子面前說出會讓他們討厭眼鏡的話語。

當孩子的眼鏡配好後，請注意！

- ☐ **一個月後，到眼科檢查度數**
- ☐ **一個月一次，拿到眼鏡店保養**
- ☐ **三個月一次，接受定期檢查**
- ☐ **注意眼鏡的配戴方法**

傷害孩子眼睛的行為❶

長時間近距離看書

越常近距離看物體，就越容易近視

小明很用功，成績也很好，但我家的孩子卻……，當你感嘆自家的孩子比不上別人時，其實是件好事。因為，這表示您的孩子罹患近視的風險可能比較低。

雖然我們還未能清楚的掌握造成近視的原因，但身邊還是有很多機會可以幫助我們了解，像是確認調節焦距的眼軸有沒有拉長，**還有透過研究數據也可看出孩子的學習量越多，視力卻變差的趨勢，也由此能夠知道減少戶外活動，近視的比例將會增加。**努力學習固然重要，但對眼睛來說，學習量還是少一點比較好，因此爸爸媽媽們應該特別留意，讓孩子到戶外，活動筋骨，別總是窩在家中看書。

另外，坊間雖然有「在燈光昏暗的地方看書，視力會變差」的說法，但房間的亮度與視力變差這兩者之間並沒有直接關係。只是光線不足時，我們容易因為很難看清楚內容，而變成需要將距離拉近才能看到內容的狀態，我想這點應該是造成近視的原因。

戶外遊玩減少↘近視比例就增加↗

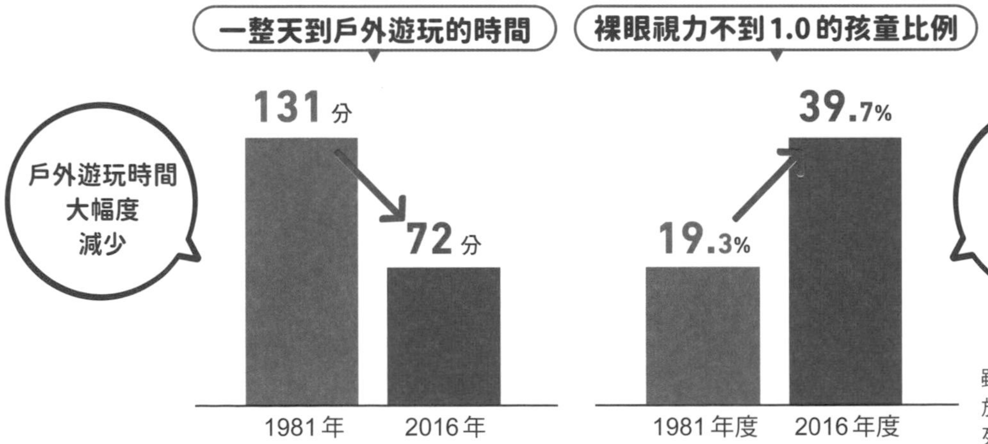
視力不好的人逐漸增多

資料來源：星辰鐘錶株式會社「孩子的時間感」
對象：日本全國小四年級～六年級的男女孩童
（1981 年調查 317 名、2016 年調查 400 名）

資料來源：日本教育部「學校保健統計調查」
對象：日本全國的十歲男女孩童

雖然這兩張趨勢圖各自屬於不同的調查數據，無法同列比較，但從圖中，我們仍然可以看出從四十年前開始，裸眼視力隨著減少戶外活動而變差的比例，有逐漸增加的趨勢。

傷害孩子眼睛的行為❷

毫無節制的使用電子產品

讓眼睛每30分鐘休息一次

現今，隨處可見小學生拿著手機，學校裡每一個人配給一台平板等情況，儼然成了脫離不了數位生活的時代。

國外醫師指出，建議使用「20-20-20」的守則來保護眼睛健康，也就是使用電子產品20分鐘後，將視線離開螢幕，接著看20英尺（約6公尺）外的地方20秒鐘，可以幫助舒緩眼睛的壓力。如果孩子做不到這點，那麼我希望家長們至少讓孩子每30分鐘休息1次，並且注意別讓孩子長時間盯著螢幕，偶爾將眼睛離開螢幕、眺望遠處讓眼睛休息。

另外，**也請注意手機和平板電腦螢幕的亮度（光線）與距離**。因為光線會透過畫面直射到眼睛裡，因此螢幕的亮度最好設定在適中～略暗的程度。而觀看螢幕的理想距離則是距離30公分以上，所以當你察覺到孩子離螢幕越來越近時，請出聲提醒他們注意。

雖然數位電子產品已是日常生活中不可缺少的物品了，但是我們仍然需要留意，避免孩子毫無節制的觀看電子產品。

使用智慧型手機和平板時，需注意的事項

- ☐ **每30分鐘離開螢幕，休息一次**
- ☐ **眼睛與螢幕保持30公分以上的距離**
- ☐ **調整螢幕亮度，別讓螢幕太亮**

「避免長時間持續觀看」、「保持適當的距離」是使用數位電子產品最重要的動作。另外，太過光亮的光線會讓眼睛感到疲勞，所以請將螢幕調整到適中～略暗的亮度。

藍光會帶來什麼影響？

藍光是屬於強光的藍色光源，太陽光、室內的照明設備中皆含有藍光。而數位電子產品的光源是從螢幕直接投射到眼睛內的，也因此出現了藍光會對眼睛產生負面影響的質疑聲浪，不過實際上，目前尚未得知會帶來什麼樣的影響。

傷害孩子眼睛的行為③

拒絕「對眼睛有幫助的食物」

偏食對孩子帶來的負面影響

藍莓中所含的花青素對眼睛有益，這點不容質疑。但是，含有花青素的食物並不僅限於藍莓，對眼睛有益的成分與營養素也並非只有花青素。其他還有許多對「眼睛有益」的食物，例如具有抗氧化和保護黏膜作用的各種維生素、有助於神經傳導的礦物質、打造組織細胞的蛋白質和鈣質等。因此**就某種層面來說，大多數的食物都可能含有「對眼睛有益」的成分。**

葉黃素也是種有益於眼睛的營養成分，而且可以肯定的是，葉黃素能有效預防老年性黃斑部病變和白內障。由此可知高齡者為什麼積極食用富含葉黃素的菠菜了。可是，成長中的孩子是不需要去預防這些疾病的。

對處於成長期的孩子來說，過度攝取**「對眼睛有益」的食物，可能會出現只吃特定食物，而不接受其他食物的偏食行為，這麼一來就本末倒置了。**因此「不挑食、飲食均衡」才是有益於孩子眼睛的關鍵行為。

「對眼睛有幫助的營養素」不只一個！

預防眼睛老化

- 葉黃素
- 蛋白質等

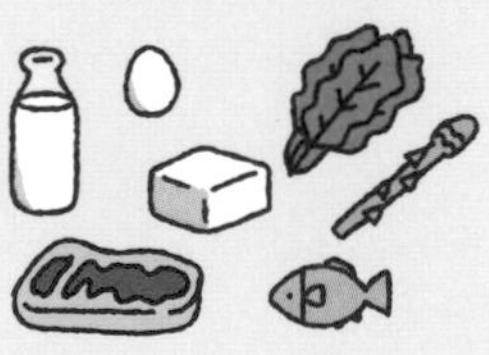

維護眼部健康

- 維他命 A
- 維他命 B 群
- 維他命 C
- 鈣質
- DHA 等

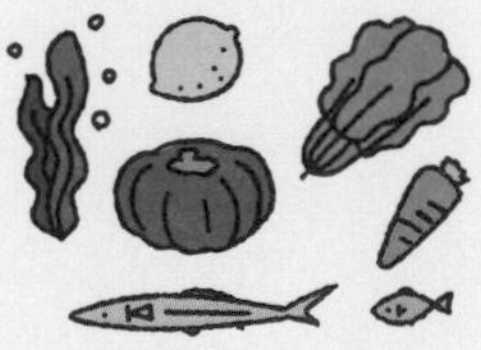

消除雙眼疲勞

- 維他命 B 群
- 維他命 E
- 花青素
- 蝦紅素
- 牛磺酸等

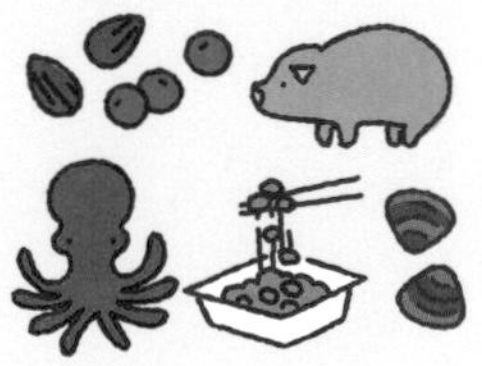

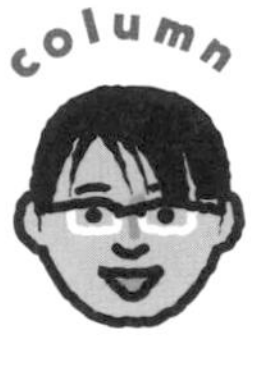

對孩子眼睛
造成負擔的行為，還有這些！

按壓、搓揉眼睛

眼睛是一個非常敏感的器官。過度按摩或過度搓揉眼睛，會引發白內障和視網膜剝離等症狀，因此請避免經常過度刺激眼睛。

躺著看書

姿勢不良容易造成眼睛疲勞。另一個問題是，當我們躺著看書時，會不自覺地出現將書本靠近眼睛的姿勢，一旦近距離看書的頻率越多，近視的可能性就越大。

使用冷氣時，沒有保持溼度

眼淚能夠保護眼睛表面，並且阻絕外來的刺激。眼睛可說是一個裸露的器官，所以當空氣太過乾燥時，眼睛就很容易受到傷害。當我們開冷氣時，室內的環境溼度會跟著降低，所以使用冷氣時，可搭配加溼器一起使用。

房間都是灰塵

待在塵蟎或室內粉塵很多的房間內，會引發過敏性結膜炎，並且陷入越揉越癢的惡性循環中，所以請隨時保持房間整潔。

熬夜或睡眠不足

眼睛是身體的一部分，所以也需要適時的休息。請保持規律的生活習慣，避免熬夜玩遊戲，或在睡眠不足的狀態到學校上課。

保護孩子眼睛的方法❶
訓練眼球內部肌肉

放鬆調節焦距的眼部肌肉

如果我們時常近距離看東西，調節水晶體厚度的睫狀肌就會因此而變得緊繃，進而變成類近視的狀態（假性近視）。有些研究學者也指出這種類近視的狀態如果不加以改善，很可能會演變成真正的近視。

一鼓作氣做完家事和工作，然後好好的伸個懶腰，能讓全身感到舒暢，不但能放鬆肌肉，血液循環也會跟著變好。眼睛也是一樣，**藉由伸展睫狀肌，也就是眼睛內部的肌肉，不僅能讓眼睛放鬆還能保健雙眼**。這個動作我們稱之為「睫狀肌伸展操」。

做法很簡單。首先，眺望2公尺以上的遠方約5秒鐘，接著將食指放在約30公分遠的地方，再眺望5秒鐘，重複來回做10次。透過遠近交叉眺望的動作，幫助我們舒緩睫狀肌緊繃的肌肉。睫狀肌伸展操沒有副作用，也沒有限定一天要做幾組，不過一開始，可以先一天一組，讓雙眼慢慢習慣這個伸展操。

提升眼部調節力！睫狀肌伸展操

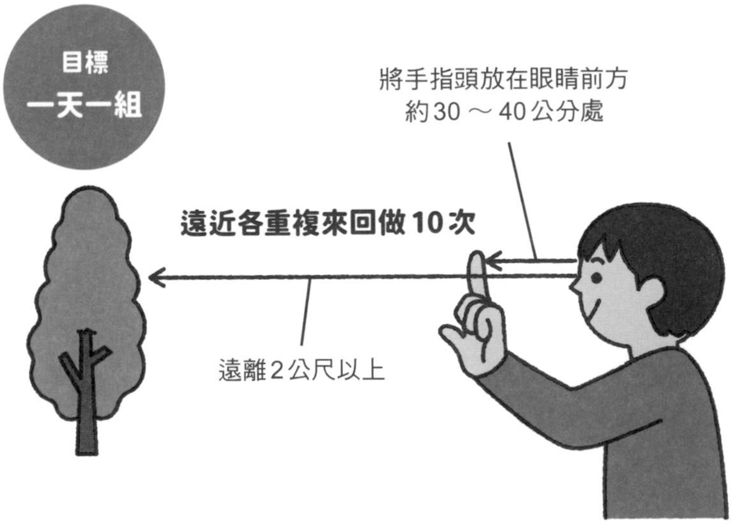
目標
一天一組
將手指頭放在眼睛前方
約30～40公分處
遠近各重複來回做10次
遠離2公尺以上

確實調整遠近的焦距，然後遠近物體各看5秒鐘。睫狀肌將會有放鬆感喔！

保護孩子眼睛的方法❷
提升腦部的處理能力

訓練眼睛，讓眼睛更容易看清楚

我將在26頁詳細解說，讓你知道**視力除了和眼睛有關係以外，與大腦的運作也有很大的相關性**。接下來，將帶大家認識一個與視力相關的大腦訓練方法，我將這種方法稱為「保健雙眼！千元紙鈔腦力訓練」。

你需要準備一張千元紙鈔。用兩隻手拿著鈔票，並將鈔票往上移動到可以清楚看到「透明浮水印」的位置，接著將鈔票稍微往下移動，移到快要看到鈔票「透明浮水印」的地方時停下來，盯著看10秒鐘，然後再將鈔票往上移動到能夠看到透明浮水印位置的高度。這個方法請試著早、晚各做10次。**透過角度的差異來觀看無法看清楚的影像，就會變成一種與視力相關的大腦訓練方法。**

如果你覺得孩子不太適合拿鈔票，也可以在紙張寫上文字，然後從紙張的背面來判讀所寫文字，也能得到同樣的效果。不過，紙張請使用一般影印用的紙張，或是學校發的影印資料都可以，千萬不要使用像廣告傳單般表面光滑的紙張。

保健雙眼！千元紙鈔的腦力訓練

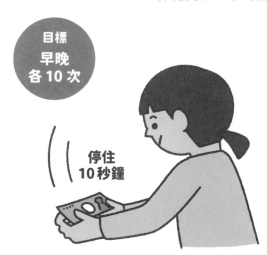

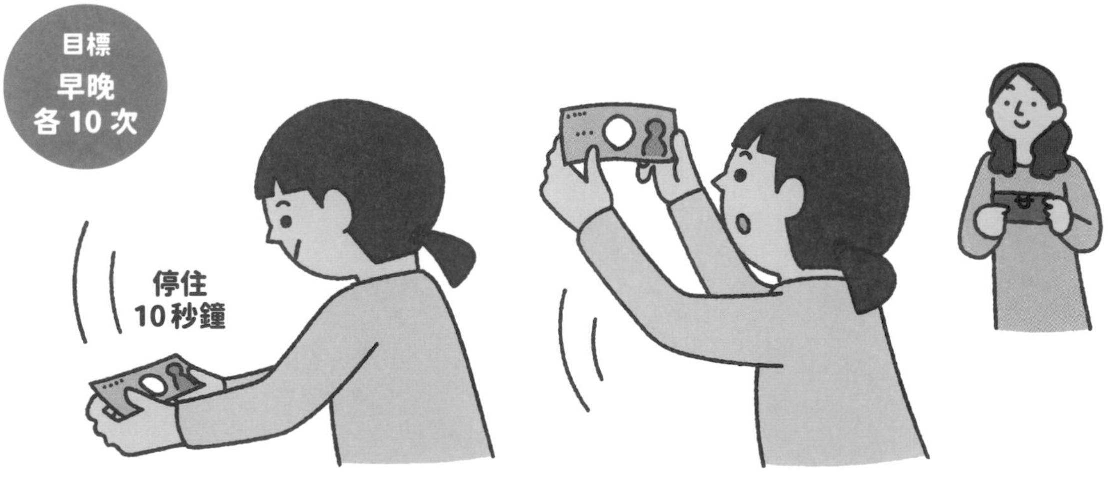

將鈔票稍微往下移動到快要看到鈔票「透明浮水印」的位置時停下來。然後盯著看10秒。

將鈔票往上移動到快要看到鈔票「透明浮水印」的位置時停下來。

保護孩子眼睛的行為❸

創造完善且有益眼睛的環境

溼度、照明、手機——請注意這些事情

身為父母，面對成長期的孩童，相信我們都想努力創造有益眼睛的環境。當孩子揉著接觸到塵蟎和灰塵而發癢的眼睛時，這樣的動作不但會傷害眼角膜，甚至還會引發過敏性結膜炎。因此我們優先要做好的就是清潔，並且勤奮更換家中擦手及洗臉用的毛巾。

眼睛也是一個非常容易乾燥的器官。因此我們也需要注意室內的溼度，避免引發乾眼症。特別要注意的是開了冷氣後，房間的溼度就會下降，所以請搭配加溼器等用品，提高室內的溼度，並且避免冷風直接吹到臉上。

照明的部分，如果你所使用的是舒適明亮的光線，就不需要太過擔心。相反的，當光線太過昏暗時，我們就會習慣性的拉近眼睛觀看物體的距離，所以需要特別注意。

我們雖然很少去直視房間的燈光，但像電視或手機、平板等電子產品的光線，有時會在毫無防備的狀態下，直接照射到眼睛

打造對眼睛有幫助的環境

- ☐ 房間電燈的燈光亮度適中
- ☐ 電視的位置與眼睛觀看距離約2～3公尺（約螢幕對角長度3倍左右的距離）
- ☐ 使用電腦及平板時，隨時注意眼睛的距離、高度、角度
- ☐ 冷氣的出風口不要直接朝著臉吹
- ☐ 使用冷氣時，記得搭配加溼器
- ☐ 屋內保持清潔
- ☐ 不只孩子、父母也要留意善待眼睛的生活方式

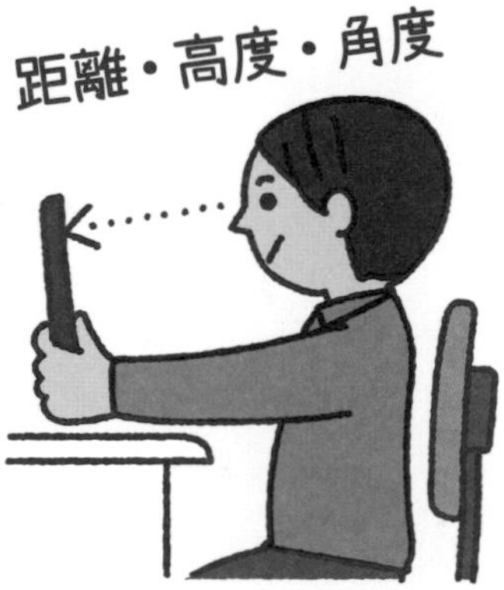

內部，因為生活中我們不可能完全不接觸這些物品，所以**原則就是「不要長時間持續觀看」、「每30分鐘休息1次，讓眼睛離開螢幕」、「保持適當距離」**等善待眼睛的方式來使用這些產品。

另外，讓眼睛較不容易感到疲勞的方法還有，眼睛與電視適當的距離為螢幕對角長度的3倍左右、手機和平板的距離則為30公分以上、螢幕的亮度調整為適中～微亮的亮度；使用電腦時，觀看螢幕的視線保持水平，不要過高或過低。

最重要的是「護眼的生活方式」不能只讓孩子做！因為當父母在孩子面前展現規律且舒適的生活步調，以及適當使用電子產品的姿態時，將有助於孩子自發性的愛護自己的雙眼。

舒緩疲憊雙眼的緊繃感

最後請問大家，當眼睛感到疲勞時，你們會選擇冰敷？還是熱敷呢？在這裡給大家一個小小的建議，消除眼睛疲勞的正確方法是「熱敷」。當眼睛受到碰撞時，冰敷能夠抑制發炎，可是當你用眼過度、眼睛感到疲勞時，請熱敷你的雙眼。**透過熱敷，能夠幫助我們放鬆眼部肌肉的緊繃感、促進血液循環，並且消除疲勞。**你可以使用熱毛巾和市售的熱敷商品，或是利用雙手相互摩擦後放在眼睛上，這些方法都很有幫助，請充分愛護自己的雙眼。

眼睛疲勞時，「熱敷」能幫助放鬆！

用自己的雙手

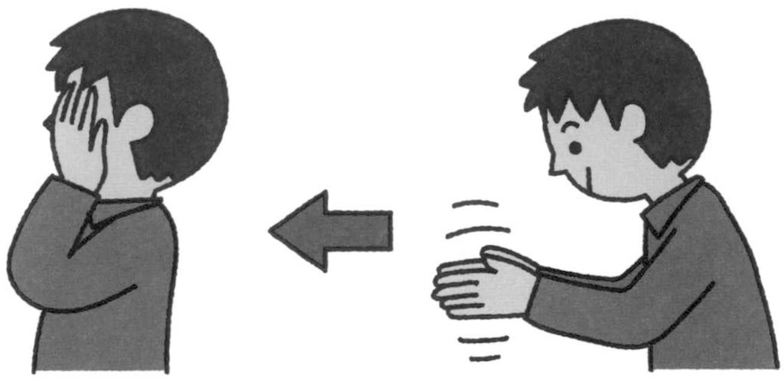

雙手互相來回搓揉10次，讓手掌變溫熱，接著將雙手手掌併攏成杯狀，閉上眼睛並將手掌放在眼睛上面，輕輕持續按壓約30秒～1分鐘。

使用毛巾

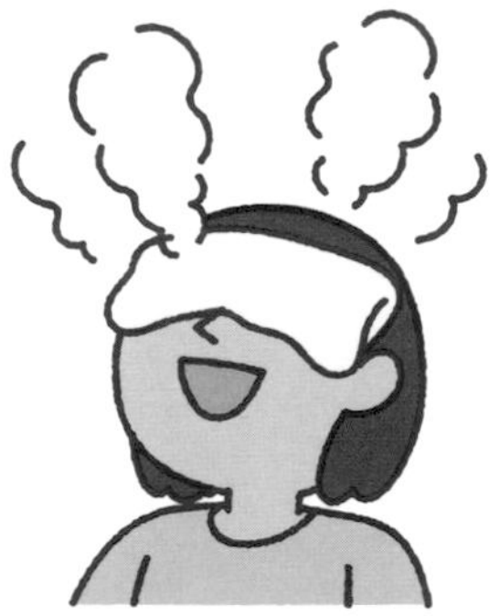

用微波爐將溼毛巾加熱約40秒，確認熱度不會燙手後（約40度左右），再敷在眼睛上面，然後在毛巾的溫度冷卻前拿開。

請問眼科醫師

孩子的常見眼科問題，一次了解！

Q & A

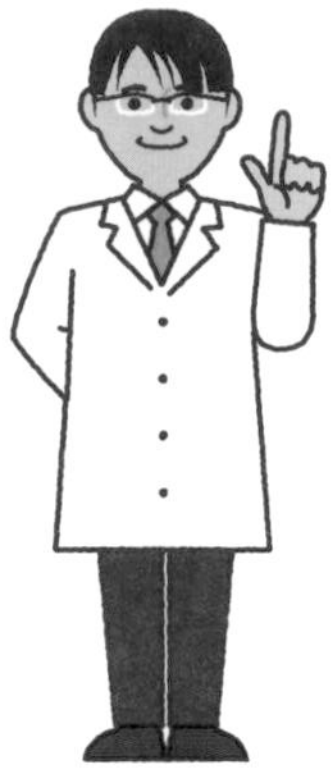

Q 小兒眼科與眼科，哪裡不一樣呢？

A 小兒眼科是專門檢查十歲左右的孩童視力專科

小兒眼科是專為眼部機能發育中的孩童所設立的專科，並且一直到孩童十歲前，持續提供遠視、亂視、斜視、弱視等眼部發育相關的專業醫療診斷。除了大學的附屬醫院以外，各地區的診所也有這樣的門診。

Q 小兒眼科與眼科，該選哪一個比較好呢？

A 請依據症狀的輕重來做選擇

近視或結膜炎等症狀到一般眼科治療會比較順利。加上有些診所擁有最新的近視療法，如果你想積極地接受治療，可以試著上網查詢看看。不過，若是先天性的眼疾或遠視、斜視、弱視等症狀，則請至小兒眼科接受治療。

Q 眼藥水正確的使用方法，是什麼呢？

A 點完藥水後，眨眼睛會降低藥效

點完眼藥水後，眼睛內的眼淚會稀釋藥水，所以壓、揉眼睛或眨眼睛都是錯誤的動作。點完藥水後，最好的方式是閉上眼睛，靜待一段時間，接著輕壓鼻根，就能防止藥水從鼻淚管流進鼻子裡面了。

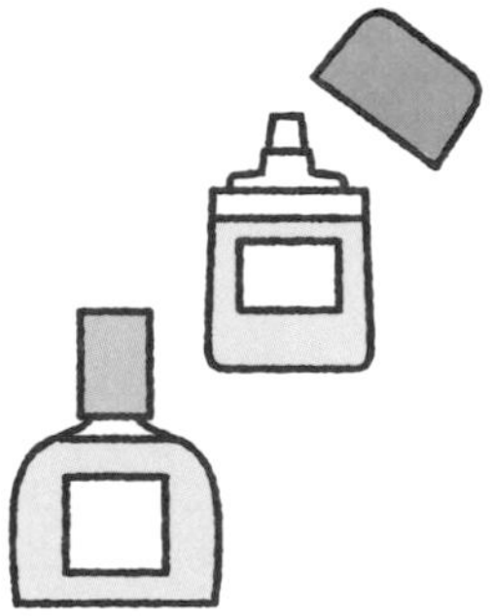

Q 小孩討厭戴眼鏡，該怎麼辦？

A 可能是眼鏡不合適

首先，父母們不要在孩子面前擺出一副討厭戴眼鏡的態度，這樣會引發孩子出現沮喪等的負面情感。另外，孩子很有可能以度數不合、不適合臉型等種種原因為由，拒絕戴上眼鏡。因此請幫孩子確認眼鏡是否適合他們。

Q 可以讓孩子使用隱形眼鏡嗎？

A 隱形眼睛必須正確保養，建議等孩子上國中後再使用比較恰當

隱形眼鏡屬於「高規管理的醫療器材」。使用方法一旦弄錯了，就會出現感染等眼部疾病，而且也必須注意衛生管理及遵守配戴的時間。雖然沒有使用上的年齡限制，但在沒有醫生的指示之下，等孩子上國中後會比較恰當。

Q 當孩子近視時，還有其他需要注意的眼部疾病嗎？

A 用心打造有益眼睛的生活環境，避免孩子罹患高度近視

為了早期發現弱視症狀，請確認孩子戴上眼鏡後，視力是否有達到1.0以上。另外，高度近視者日後將有很高的機率罹患白內障和青光眼、視網膜剝離等症狀。因此，請努力打造有益於的孩子眼睛的生活環境。

Q 孩子在燈光昏暗的地方看書……

A 請與書本保持適當的距離，並且給孩子光線充足的環境

在燈光昏暗的地方看書不等於就會近視。當我們處於周遭環境昏暗的地方時，眼睛會很難看清物品，因此就會出現縮短眼睛閱讀距離的慣性；而這種「近距離觀看」的動作將會讓眼睛變得更糟。所以，閱讀時，請讓孩子處於舒適且明亮的環境，並且與書本保持30公分左右的距離。

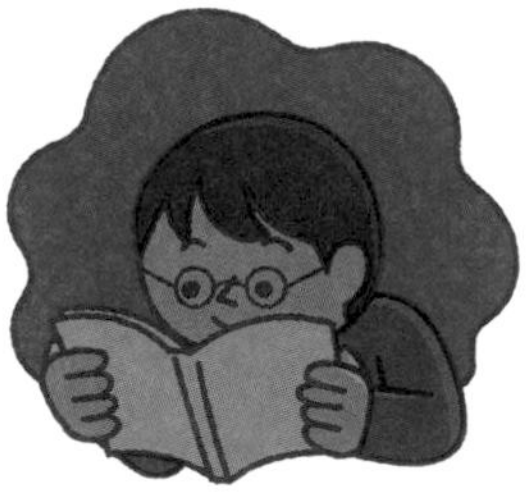

Q 眼睛受到強烈的撞擊時，應該去醫院檢查嗎？

A 就算看起來沒有異狀，還是去醫院接受檢查會比較放心

因為孩子沒有辦法完整的說明狀況，所以我建議帶孩子去醫院檢查一下比較好。當然，若孩子已經出現下列這些症狀，請務必要帶孩子接受檢查。

- 單隻眼睛無法看清楚時。
- 眼球上下左右或斜向轉動時，會出現強烈的痛感。
- 雙眼看物品時，會出現疊影。

藉由鍛鍊腦部來保健視力

眼睛是接收外部訊息的窗口

大家所說的「眼力好」是什麼意思呢？第一件能夠想到的定義是「眼部器官的機能良好」。如果睫狀肌、水晶體、視網膜等眼部構造中各個部位都沒有問題，那麼當我們觀看影像或物體時，就應該能夠看得很清楚。

然而，讓我們能夠看見影像或物體的機能，並不是只有眼睛而已。眼睛就像是接收訊息的窗口，將接受到的訊息傳遞到大腦內部的視覺皮層，經過正確的處理後，我們才能在第一時間「看得見」。如果眼睛沒有將訊息傳遞出去，那就好比把收到的文件丟著不管，或是交給錯誤的主事者一樣，眼前看到的影像將不具任何意義。再者，當我們遇到腦栓塞等腦部異常的症狀時，即使眼睛的機能沒有問題，視力也有可能因此而受損。

所以為了能夠看得清楚，眼睛和大腦兩者的機能是缺一不可的。不論缺少哪一個，都將出現視力不清晰的問題。

不只眼睛，大腦也正看著眼前的物體

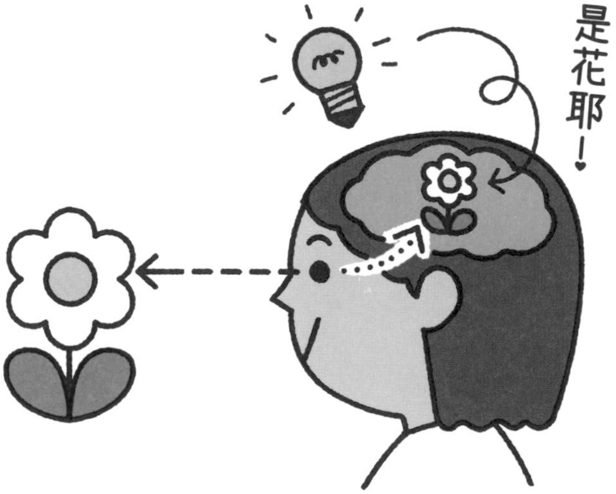

眼睛把接受到的訊息傳遞給大腦，而大腦試圖辨識眼睛所接受到的訊息。「眼睛」與「大腦」兩者的機能對於看見物體與影像來說都很重要。

大腦不去學習如何看，視力就無法進步

如果放任高度遠視症狀不管，因此引起的弱視，就是大腦機能運作與視力清晰息息相關的例子。

嬰兒在發育時會接受各種刺激。例如，藉由聆聽周遭的聲音，並將聽到的聲音與特定的事物做連結後，進而能夠開口說話。因此，在無聲環境下長大的孩子，則無法學習說話的能力。

視力也是一樣，若沒有大量體驗「看」的動作，就無法確實清晰的看到物體和影像，就像高度遠視所帶來的影響，是周遭事物永遠處於模糊不清的狀態；加上控制視力的部位無法受到刺激，所以大腦就無法去學會怎麼看。孩子若持續處於這樣的狀態，就算戴了眼鏡，也有可能會失去視力，這就是所謂的弱視。弱視的原因在於孩子在發育期間持續傳遞模糊不清的影像給大腦，導致大腦內處理影像的機能無法獲得完善的發展。

刺激腦部掌管視覺的「蓋博眼球運動」

「看得清晰」與大腦之間有著很密切的關係。因此，如果希望保健視力，你所需要刺激的不單單只是眼睛，還有你的大腦。接下來要介紹的「蓋博眼球運動」就是一種透過鍛鍊腦部來保健視力的方法。

不過，像遠視等非近視性問題的孩子，則需接受醫學性的治療，並且在健康檢查中發現問題時，也請務必接受適當的治療。

視覺機能在出生後不久就開始發育了

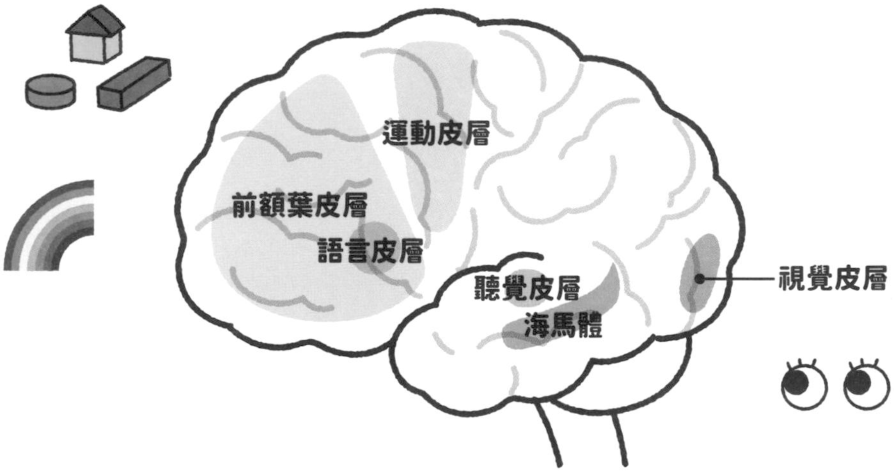

大腦基本上是由後向前發展的，而且各個部位所運作的機能皆不同。
掌管視覺的部分位於後腦部，而這個部位的發育從嬰兒出生後就開始了。

「蓋博眼球運動」是全球唯一經科學認證的方法

「蓋博符號」能刺激腦部的視覺皮層

世界上有許多種保健視力的方法，像是眼部按摩、眼球運動、按壓穴道……等，這些都是用來改善眼部機能的方法。**而本書所介紹的蓋博眼球運動，並不是針對眼部機能，而是提升大腦處理能力的一種方法**，並且是全球唯一獲得科學證實，能透過腦部運動來保健視力的方法。

蓋博眼球運動所使用的「蓋博符號」是由諾貝爾物理學獎的得獎者丹尼斯・蓋博博士所發明的，是一種帶有特殊條紋模樣的符號。**當眼睛看到蓋博符號時，大腦的視覺皮層就會受到刺激，然後幫助提升大腦修正影像的能力**。這樣的效果曾獲得加州大學和堪薩斯大學的證實，二〇一七年登上《紐約時報》的報導，更曾指出透過觀看蓋博符號，視力平均提高了0.2度。因此我結合了拼圖元素，設計出讓孩子能夠一邊玩、一邊看蓋博符號的「蓋博眼球運動」。

經科學認證的「蓋博符號」

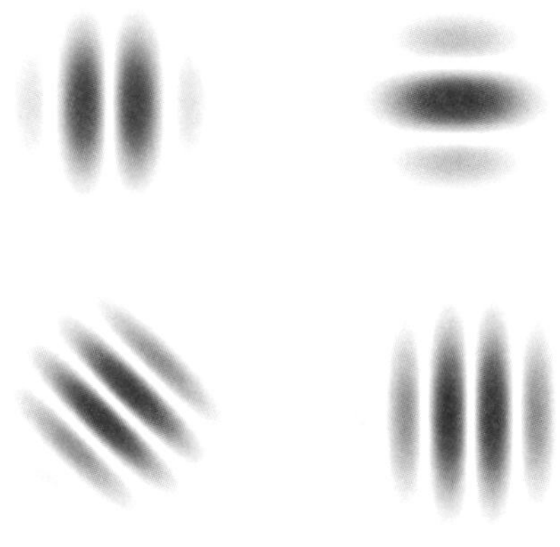

丹尼斯 ・ 蓋博博士是位英國的物理學家，因發明了全像攝影而榮獲諾貝爾物理學獎。由博士所創造的單色條紋圖案就是蓋博符號。

每天看蓋博符號3分鐘，像玩遊戲般提升專注力

蓋博眼球運動的方法很簡單，只要「看蓋博符號」就好。你可以一天做好幾次，而且偶爾放鬆休息一下也沒關係。**目標是一天一次、一次3～10分鐘，不過在剛開始執行的兩週內，請盡量每天持續練習。**

遊戲的關鍵在於集中注意力，因此本書設計了像是尋找相同符號，或找出哪裡不一樣的內容，除了能讓孩子百看不厭，還能幫助他們集中注意力。另外，黑色與白色這兩個顏色是唯一經過科學證實能帶來保健效果的顏色，因此所有的蓋博符號都是黑白的。

保健孩童雙眼的眼球遊戲

希望家長們可以參考下頁的Q&A內容中記載的詳細做法和解答，也希望你們能帶著孩子一起做、一起了解。因為**蓋博眼球運動是為了想保健雙眼的孩子而設計的。**

遠視、斜視、弱視首先必須要做的是接受醫學性的治療。此外，就兒童的狀況來說，有時除了近視以外，還可能隱藏著其他的疾病。所以，請確保孩子的眼睛只有近視的症狀，沒有其他的問題，千萬別覺得「因為有持續做蓋博眼球運動」，就可以不用接受適當的治療，因為一旦這麼做，等到你發現孩子的視力有問題時，恐怕為時已晚。

尋找相同的蓋博符號

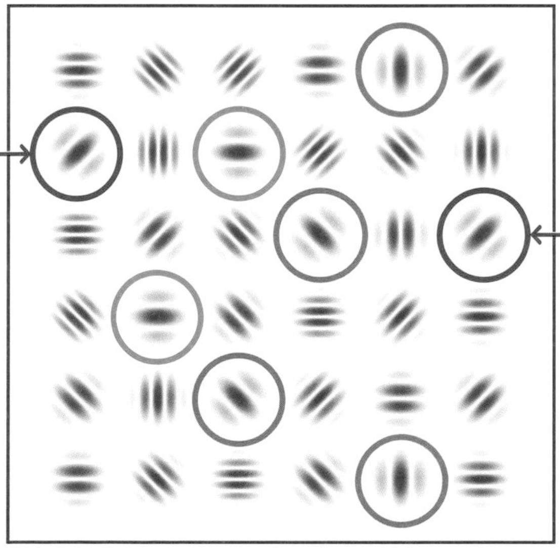

相同形狀、相同方向的蓋博符號是哪一個呢？

透過觀看蓋博符號來刺激腦部的視覺層，並藉由集中精神找出相同符號等動作，來達到保健視力的效果。

我想了解

蓋博眼球運動的特點！

Q & A

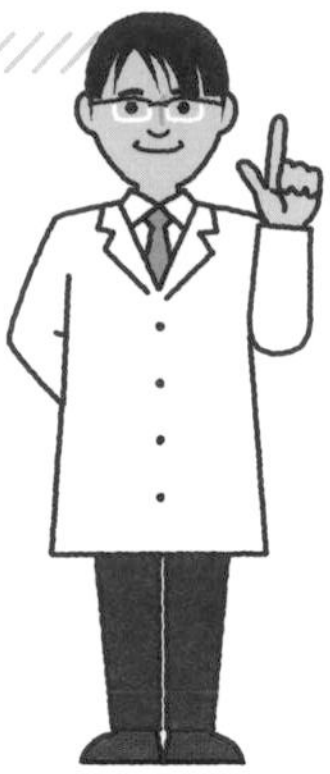

Q 一天需要做幾次、一次約幾分鐘才好呢？

A 隨時都可以開始，理想的目標是每天3～10分鐘

請將目標設定為一天一次、一次3～10分鐘。蓋博眼球運動不用特地設定時間，不管是早上起床後還是洗澡前，什麼時間做都可以，所以最好的方法是每天養成習慣。

Q 太過沉迷，應該不太好吧？

A 雖然不必擔心，但是當眼睛感到疲勞時，請適時休息，別勉強自己

蓋博眼球運動原則上是一天一次、一次3～10分鐘，但就算超出這個頻率，也不會對眼睛造成負面影響。不過，當你覺得不舒服或眼睛出現疲勞感時，請趕快闔上書休息，不要勉強。

Q 要持續做多久眼睛才會出現不同感覺呢？

A 請先試著連續做14天

理想的時間是14天。首先，請用兩週的時間持續看讀蓋博眼球運動。許多人表示兩週後「看影像的方法改變了」，經過一個月後，就會逐漸開始感受有改變。因此請先連續做兩週後，再將目標設定為一個月吧！

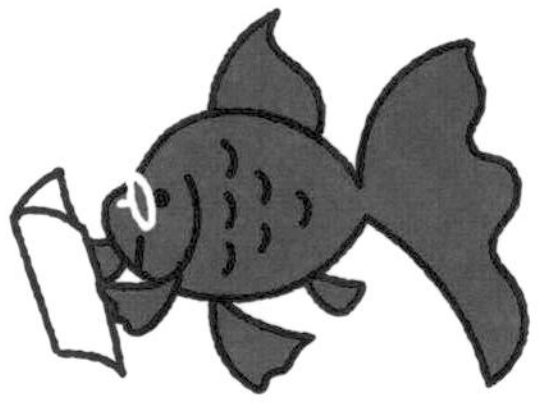

Q 如果沒有持續做，就無法保健視力嗎？

A 偶爾休息或中斷，仍舊持續有效

每天持續練習是最基本的動作，但偶爾休息一下也沒關係。因為這個運動的保健效果不會因為中斷練習後就不見了。不過，即使你感到視力獲得改善了，也請盡量每週練習2至3次蓋博眼球運動。

Q 哪些人不適合蓋博眼球運動呢？

A 請確認眼睛沒有罹患眼疾或其他異常症狀等問題

蓋博眼球運動無論小孩還是老年人都適用，對於近視或成人遠視、老花眼、亂視等也有效果。不過，兒童遠視和斜視、弱視屬於需要接受醫學性治療的症狀，因此，在開始練習蓋博眼球運動之前，請先確保孩子的眼睛沒有任何問題。

Q 是否有人練習蓋博眼球運動後，卻沒有得到成效呢？

A 對高度近視者而言，效果較不明顯。

較令人遺憾的是，視力0.1以下的高度近視者，大腦的處理能力會比平常更加受限，所以較難看出蓋博眼球運動的效果。不過，這些遊戲能幫助減輕眼睛疲勞感，因此將它視為一種放鬆眼睛的方法也不錯。

Q 可以戴著眼鏡練習嗎？

A 請戴上眼鏡或隱形眼鏡，在眼睛看得清楚的狀態下練習

就算戴眼鏡練習蓋博眼球運動，也不會改變原先預期的保健效果。因此請務必在能夠清楚看到的狀態下練習。除了眼鏡以外，也可以戴著隱形眼鏡練習。

Q 持續練習蓋博眼球運動，久而久之就習慣了。

A 重點是「觀看蓋博符號」，不是找出正確答案

當我們反覆不斷的練習時，就會記住蓋博符號的位置。但其實就算記住位置了，也不會削減蓋博眼球運動所帶來的效果。因此重點不在於正確回答問題，而是透過觀看蓋博符號，來改善自己的視力。

本書使用方法

從下頁開始，每週會設計一個主題，其中包含蓋博眼球運動及增加眼睛知識的趣味猜謎。我們的目的是「專注辨識蓋博符號」，所以不需要堅持追求正確答案。每週設計不同的主題，透過尋找相同符號或不同符號等遊戲，一起帶著孩子用玩樂的方式來保健視力吧！

一起來挑戰蓋博眼球運動吧！

理想的練習時間是一次 3 ～ 10 分鐘。

- **一個月約有 30 天，例假日也能進行。**
- **重複練習一樣的主題也沒關係。**
- **全部主題做完後，再回到第一天重新開始練習也 OK。**
- **每週 2 ～ 3 次，建議慢慢將看蓋博符號變成一種習慣。**
- **專為孩子設計的蓋博眼球運動，是一種能夠保健視力的方法。**
- **若您的孩子有需要接受治療的眼疾或問題時，請先避免練習。**

開始進行蓋博眼球運動前

CHECK!

- □ **想保健雙眼**
- □ **沒有遠視**
- □ **沒有斜視**
- □ **沒有弱視**
- □ **眼睛沒有痛、癢、浮腫等症狀**
- □ **視力沒有突然下降、或是畏光等明顯不適的症狀**
- □ **身體狀況良好，沒有疲憊或感冒等症狀**

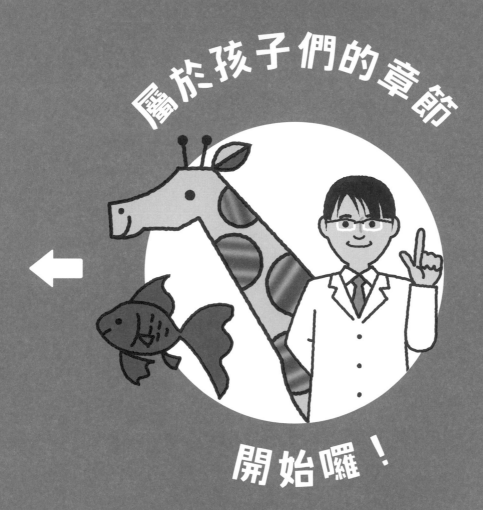

屬於孩子們的章節

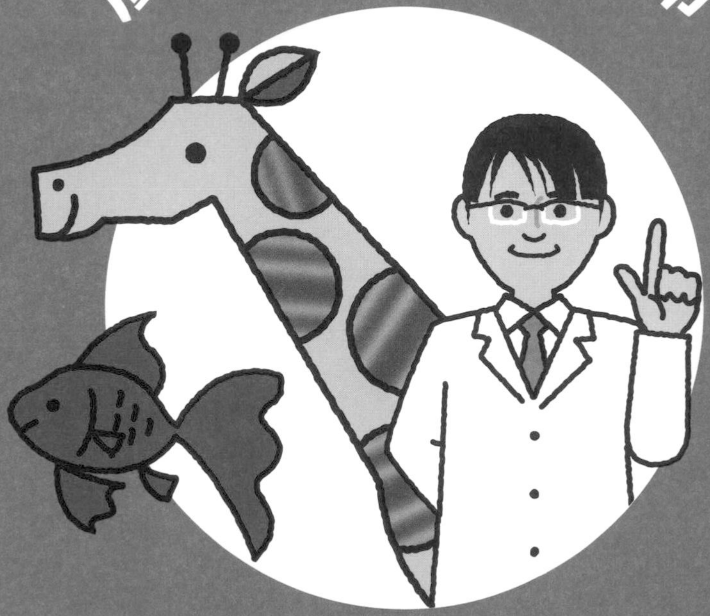

開始囉！

視力為 0.1，
所以戴眼鏡。
懷抱著希望大家都能
愛護眼睛的理念
創作本書！

接下來，一起來認識好朋友們吧！

小金

- 金魚國小一年級生
- 一直覺得眼睛害自己不擅長唸書及整理東西
- 未來的夢想是當太空人

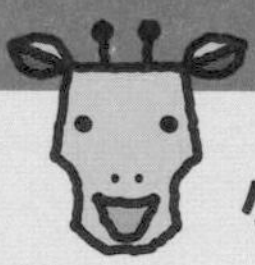

小鹿

- 長頸鹿國小三年級生
- 是個意志堅強的孩子，但也是班上最常忘東忘西的孩子
- 未來的夢想是當漫畫家

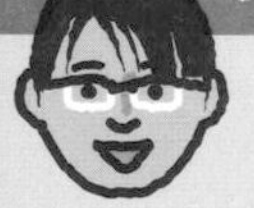

博士（本名 平松類）

- 眼科醫師（治療眼睛的醫生）
- 小金和小鹿都叫醫生「博士」，然後就變成綽號了
- 聊到眼睛時，整個人就充滿活力

姿勢不佳 眼睛靠太近了

因為姿勢與眼睛不正確，被爸爸媽媽罵了，為什麼呢？

那是因為，爸爸媽媽希望我們能愛護要使用一輩子的眼睛呀！

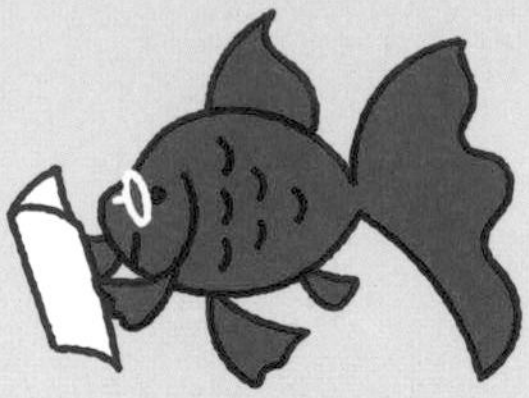

1 一起來試試蓋博眼球運動吧！

從許多條紋圖案中，
找出同形狀、同方向的吧！

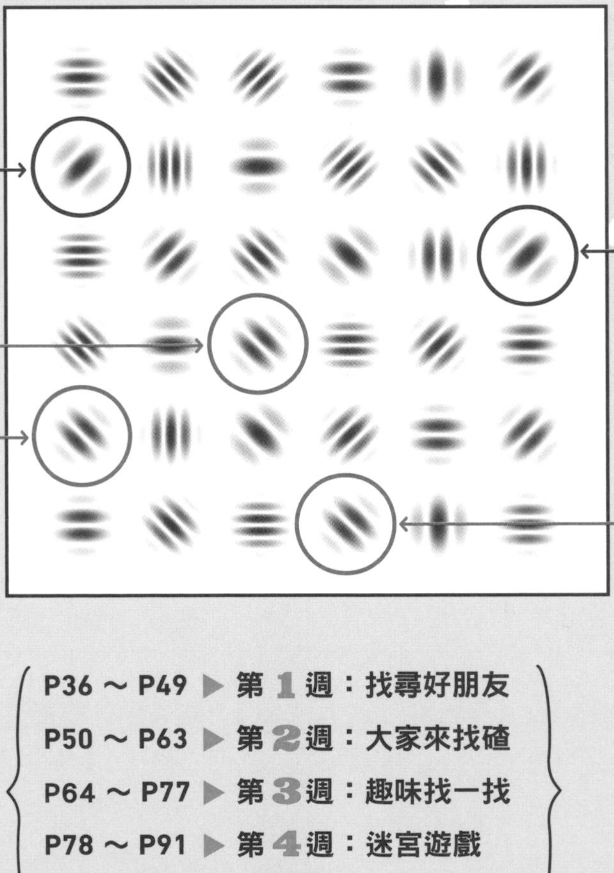

這個 → 與這個同形狀、同方向的是哪一個呢？

這個、這個 → 與這個同形狀、同方向的是哪兩個呢？

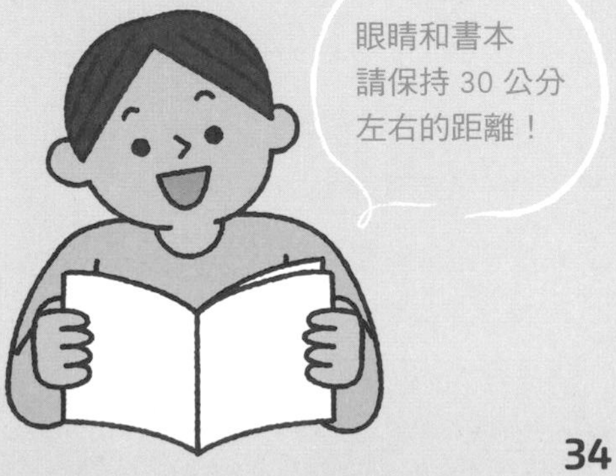

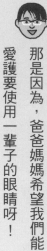

本書使用方法

1天3分鐘，每天持續練習！

經科學證實，持續鍛鍊「觀看能力」，就能保健視力！

★ 看完書之後或睡覺前，先決定在固定的時間練習，比較容易持之以恆。

★ 當你感到疲憊時、眼睛或頭出現痛感時，不要勉強，請趕快休息。

★ 持續練習 1 個月後，下個月再從第 1 週的蓋博眼球運動開始從頭練習吧！
（從自己喜歡的頁數開始也可以，重點在於練習觀看。）

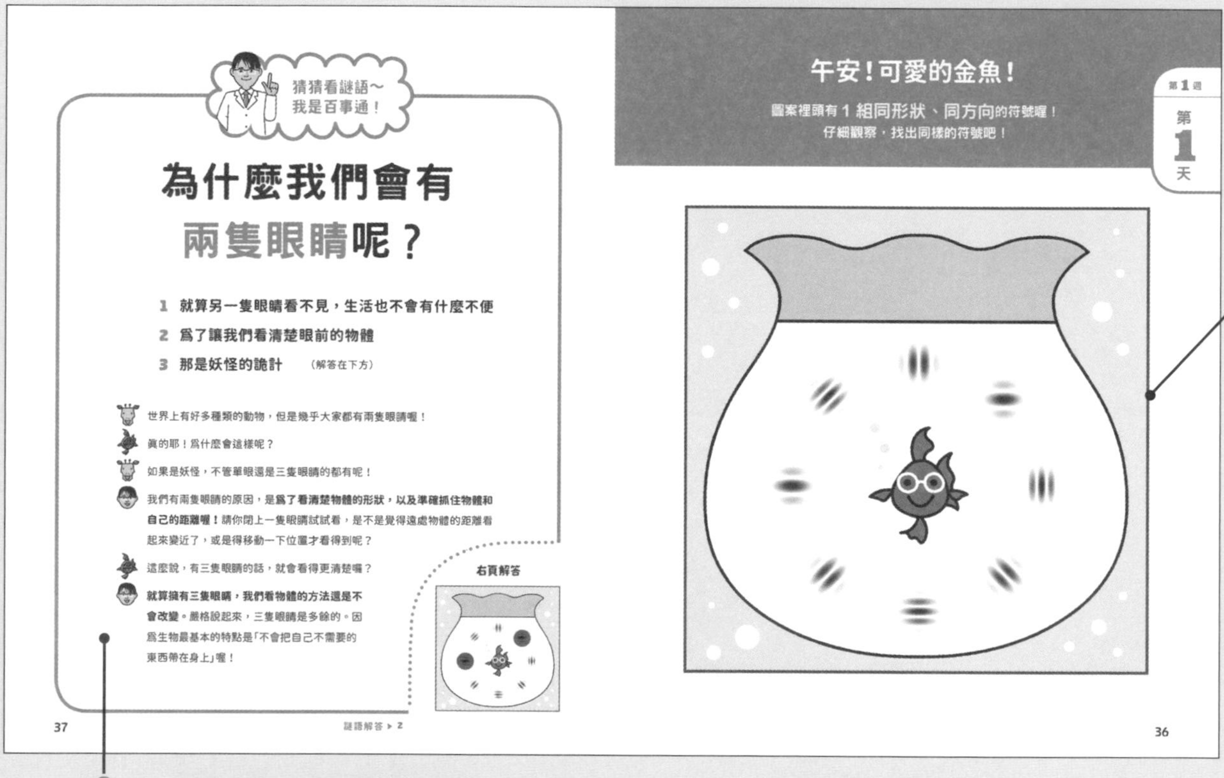

2 猜猜看謎語的答案是哪一個！

視力小測驗。拓展知識後，你也可以試著出題目考考家人喔！

P36 ～ P49 ▶ 第 1 週：猜猜看謎語～我是百事通！
P50 ～ P63 ▶ 第 2 週：一起認識動物的眼睛
P64 ～ P77 ▶ 第 3 週：眼睛的神祕世界，你知道嗎？
P78 ～ P91 ▶ 第 4 週：一起了解對眼睛有益或有害的事吧！

午安！可愛的金魚！

下圖中有 1 組同形狀、同方向的符號喔！
仔細觀察，找出同樣的符號吧！

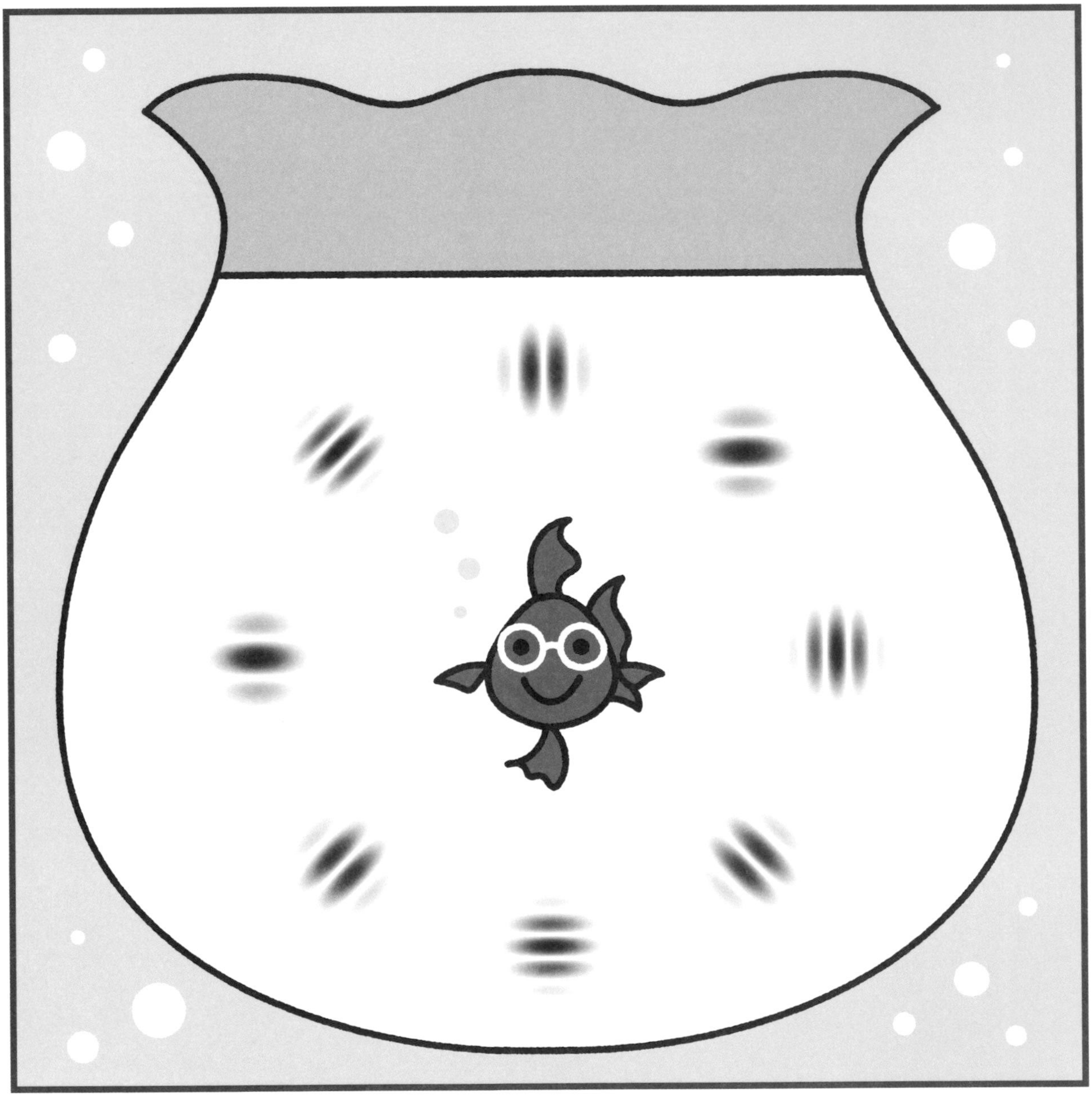

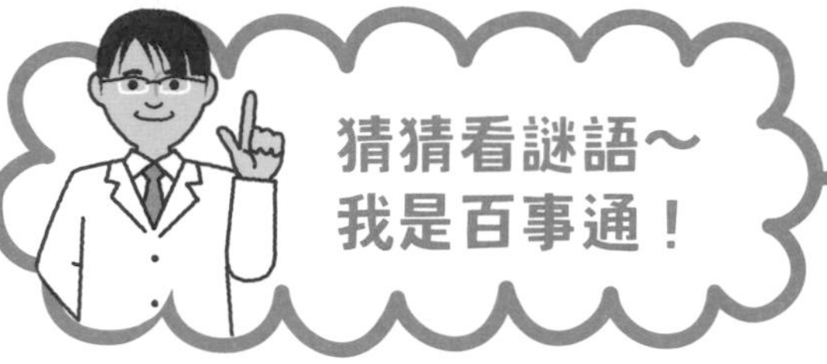

為什麼我們會有兩隻眼睛呢？

1 **就算另一隻眼睛看不見，生活也不會有什麼不便**

2 **爲了讓我們看清楚眼前的物體**

3 **那是妖怪的詭計**　（解答在下方）

世界上有好多種類的動物，但是幾乎大家都有兩隻眼睛喔！

眞的耶！爲什麼會這樣呢？

如果是妖怪，不管單眼還是三隻眼睛的都有呢！

我們有兩隻眼睛的原因，是**爲了看清楚物體的形狀，以及準確抓住物體和自己的距離喔！**請你閉上一隻眼睛試試看，是不是覺得遠處物體的距離看起來變近了，或是得移動一下位置才看得到呢？

這麼說，有三隻眼睛的話，就會看得更清楚囉？

就算擁有三隻眼睛，我們看物體的方法還是不會改變。嚴格說起來，三隻眼睛是多餘的。因爲生物最基本的特點是「不會把自己不需要的東西帶在身上」喔！

右頁解答

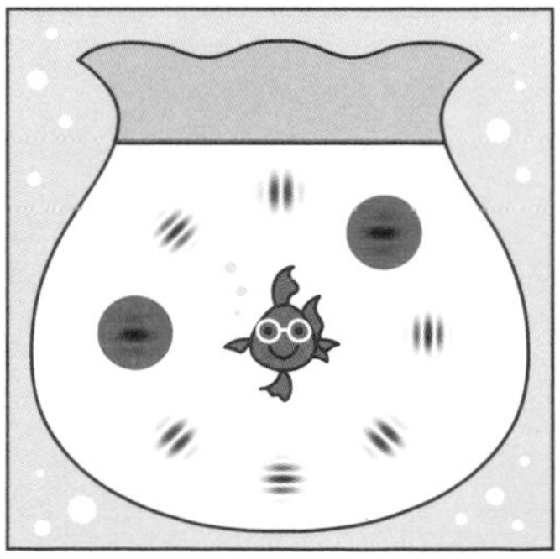

謎語解答 ▶ 2

你看，是長頸鹿寶寶耶！

長頸鹿寶寶的身體上有 2 組同形狀、同方向的符號喔！
仔細觀察，找出同樣的符號吧！

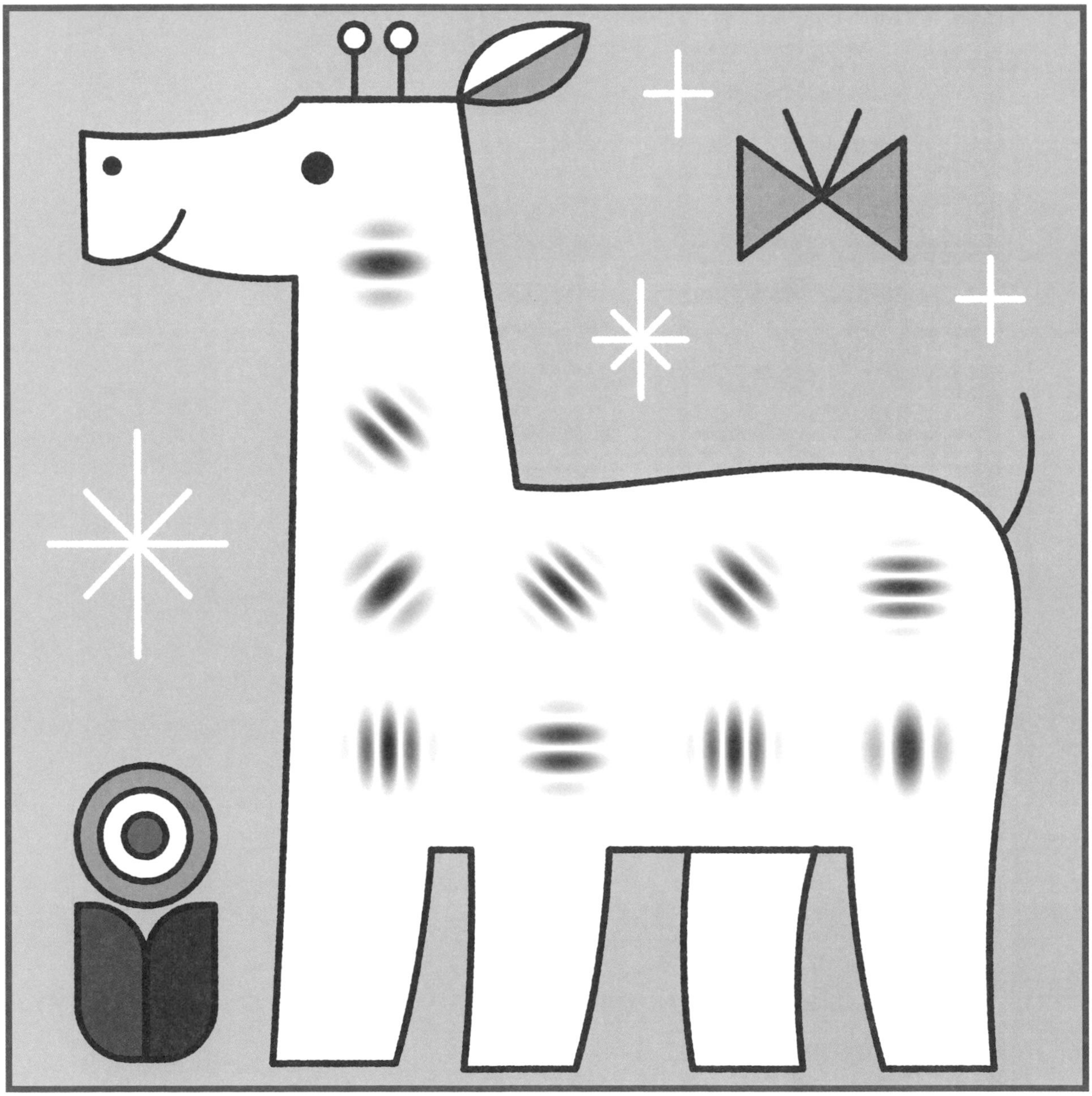

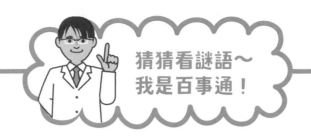

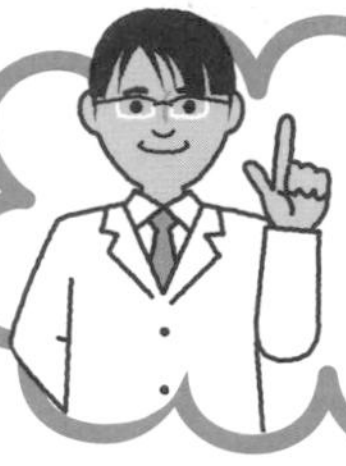

猜猜看謎語～
我是百事通！

小嬰兒的眼睛不好，是真的嗎？

1　眞的（小嬰兒的視力幾乎看不見東西）

2　騙人的（小嬰兒的視力跟小學生一樣）

3　我不太了解小嬰兒的眼睛構造　（解答在下方）

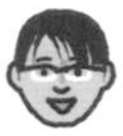

小嬰兒的眼睛看不清楚東西，是眞的喔！

新生兒的視力約爲 0.01。

你覺得 0.01 的視力，眼睛的能見程度有多少呢？

這樣視力能夠辨別明亮、昏暗的光線，隱約能夠看見 30 公分遠的物體。

連顏色也無法明確的分辨喔！

因此必須做「視力練習」，讓眼睛能夠看得更清楚。

藉由練習觀看靜止的東西、會動的東西、

人和動物的臉……等，各式各樣的物體和影像，

嬰兒的視力就會越來越清晰，並且看得更清楚。

等到了三至五歲左右，視力就會變成 1.0 左右了。

右頁解答

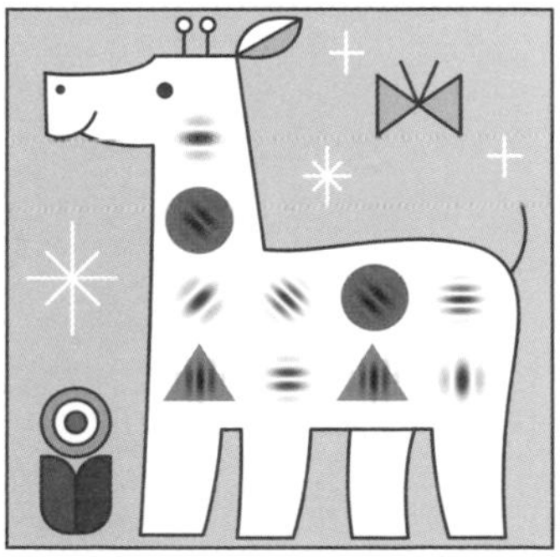

這不是爬梯抽獎遊戲喔！

圖案裡頭有 3 組同形狀、同方向的符號喔！
仔細觀察，找出同樣的符號吧！

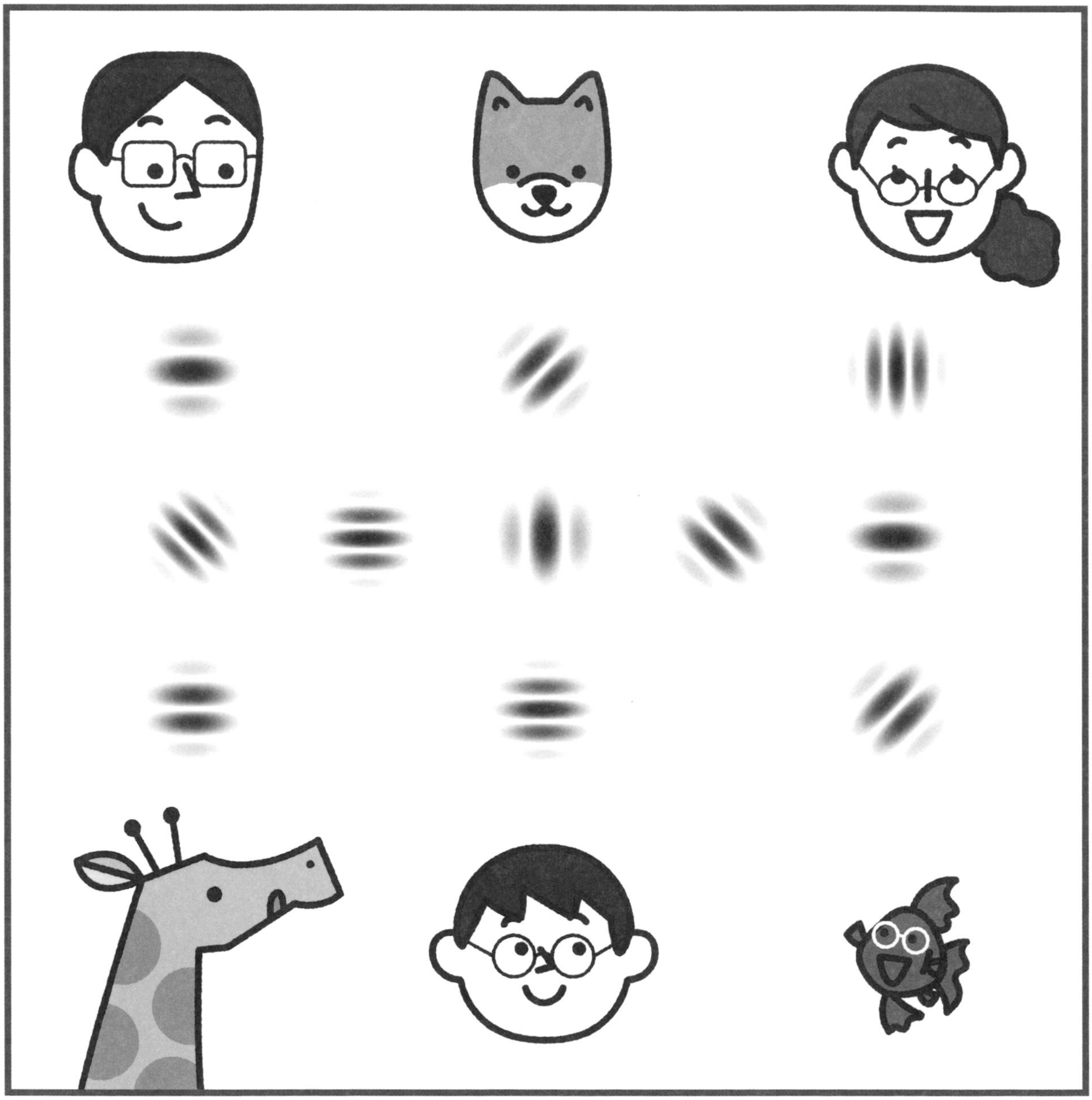

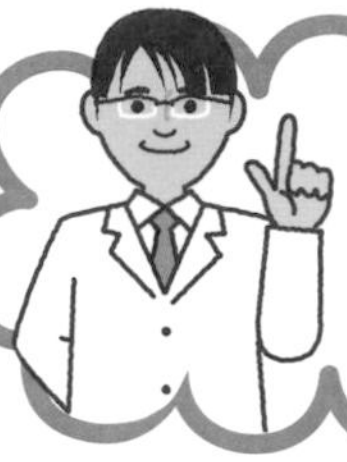

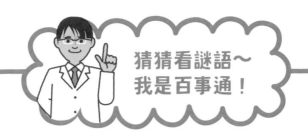

猜猜看謎語～我是百事通！

父母的視力不好，孩子視力也會很差？

1 很差！

2 並沒有！

3 大多數會很差。 （解答在下方）

我爸爸跟媽媽的視力都很差！
所以，我想我的視力變差是沒辦法避免的事。

那我大概是因爲家人都很高，所以才長得很高吧？

我們的身體特徵，是由父母傳給孩子的，也就是我們所說的「遺傳」喔！
像身高就是很常見的遺傳特徵。**近視（視力不好）雖然也會遺傳，但受到的影響並沒有像身高遺傳那麼的強烈。**
因此就算爸爸跟媽媽都是近視者，
也不代表孩子就一定會近視喔！

眞的嗎？那我可能不會近視囉？

如果好好的愛護眼睛，就有可能不會近視喔！

眞的嗎？好，那我來努力試試看！

右頁解答

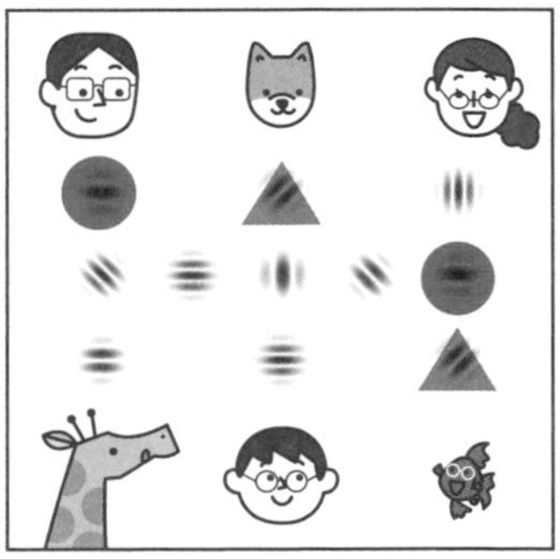

謎語解答 ▶ 3

一起乘坐熱氣球，眺望遠方吧！

請選一個喜歡的符號，
接著從熱氣球裡面找出同形狀、同方向的符號吧！
找到後，也可以換其他不同模樣的符號試試看喔！

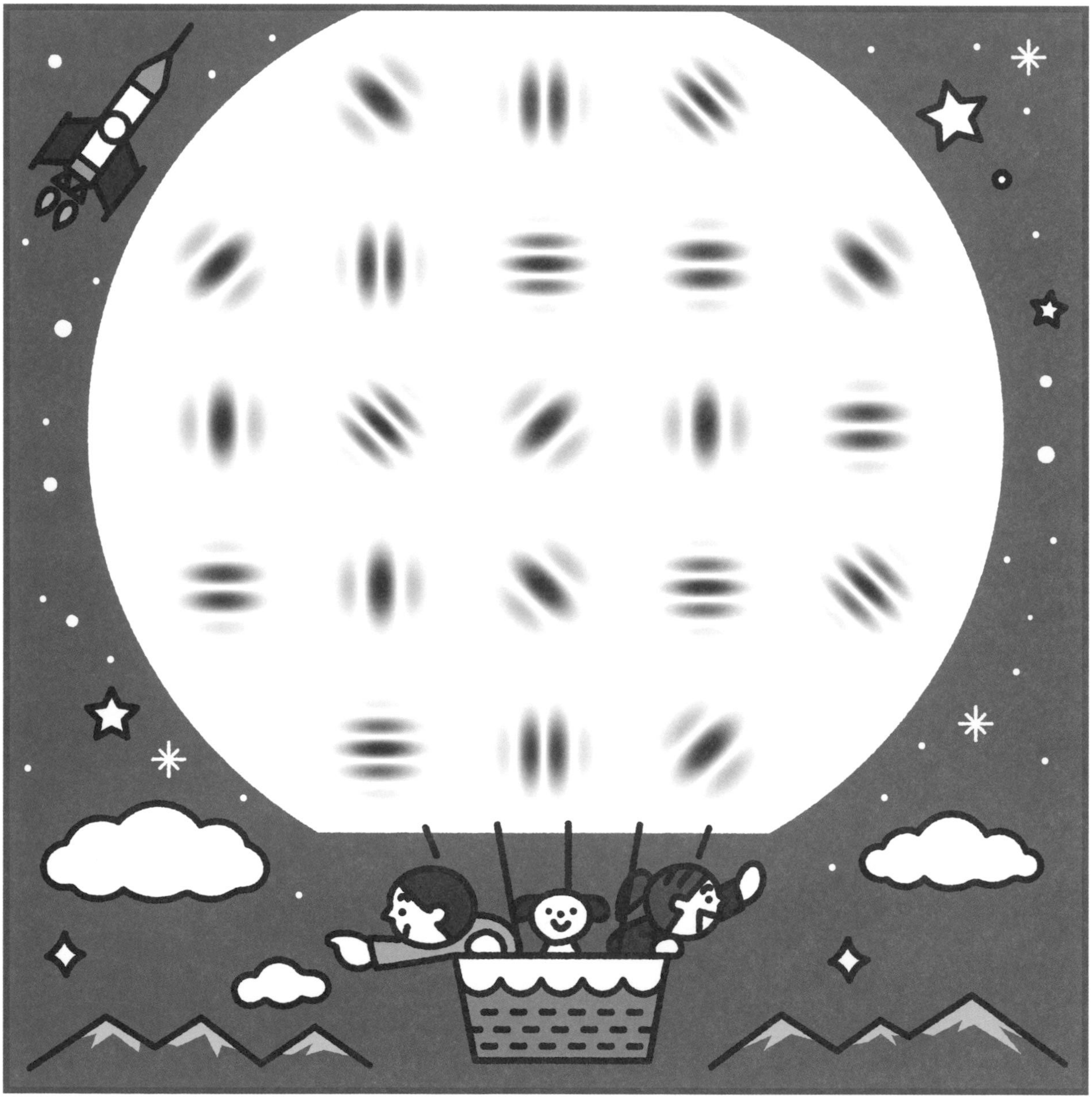

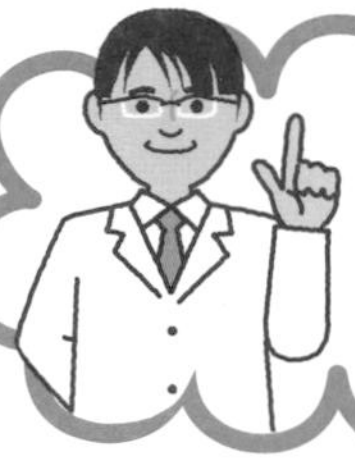

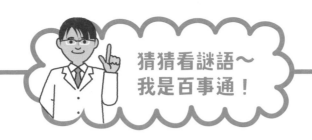

猜猜看謎語～
我是百事通！

視力不好的人
無法從事那些工作？

1 **賽馬師**

2 **職業拳擊手**

3 **網球選手**　（解答在下方）

我未來的夢想是當太空人。怎麼樣，很酷吧！

那你得要好好愛護你的眼睛。
因為聽說視力要超過 1.0，才能當太空人喔！

咦？眼睛不好就沒辦法嗎？

像飛機機長或客艙組員，也都是需要接受視力檢查的職業喔！
還有**警察**、**消防員**、**護士**、**火車司機**也有視力的條件限制。

這些都是攸關人命的工作，良好視力是很重要的！

賽馬師、**競艇選手和賽車手**也是。而且在激烈的比賽中，也沒辦法戴著眼鏡上場喔！

★ JAXA（日本宇宙航空研究開發機構）的招募條件為視力 1.0 以上。但是，戴眼鏡或隱形眼鏡後，視力有達此條件者也可以

右頁解答

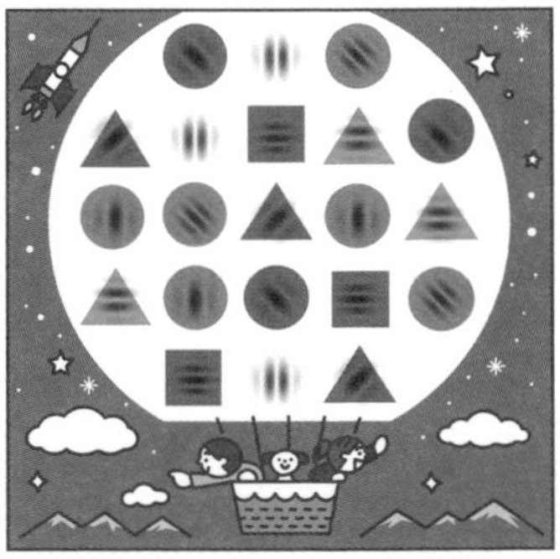

謎語解答 ▶ 1

咦？視力檢查表中有奇妙符號耶！

選擇一個喜歡的符號，接著找出同形狀及同方向的符號吧！
大小不同也沒關係！
找到後，也可以換其他不同模樣的符號試試看喔！

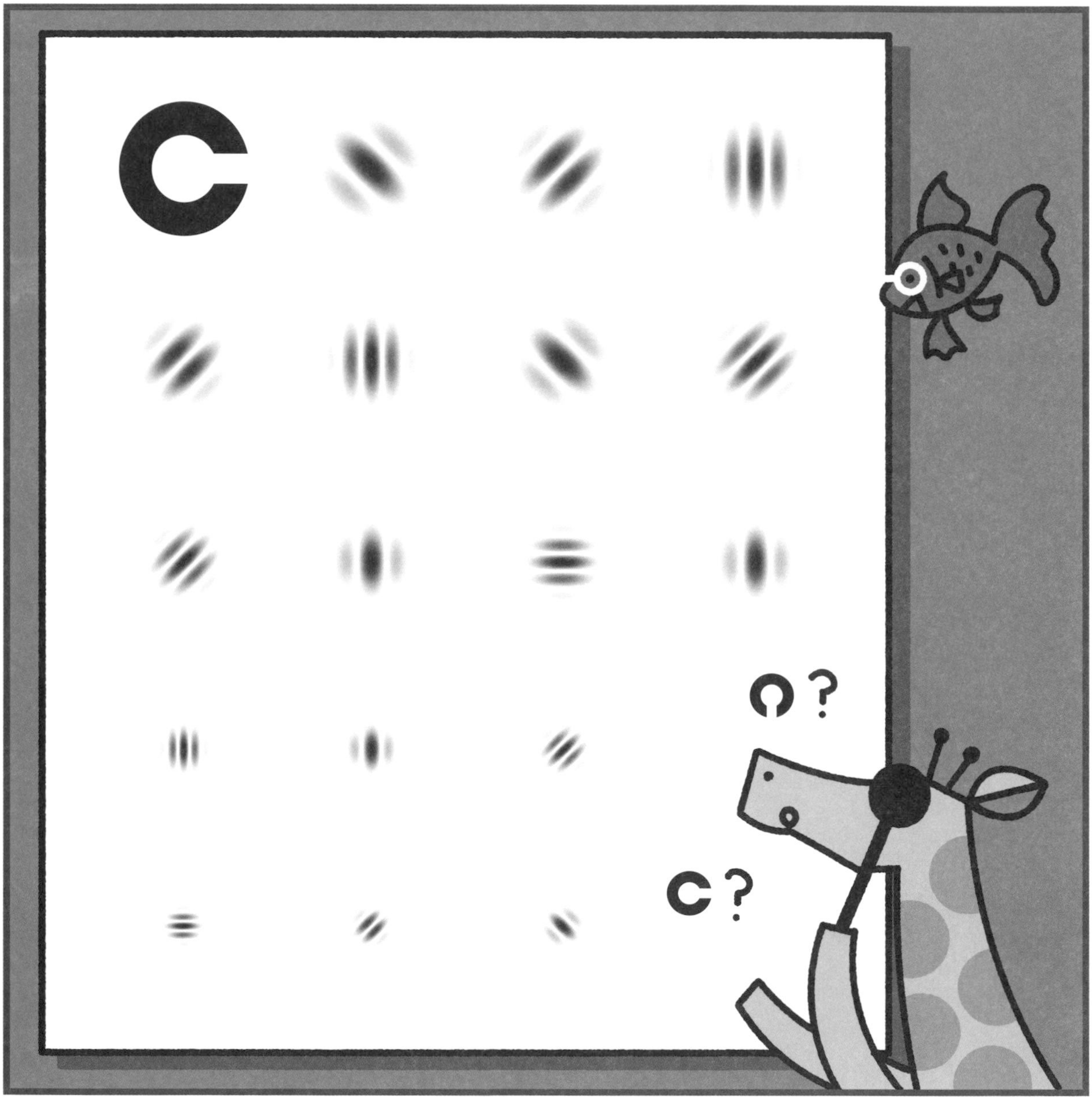

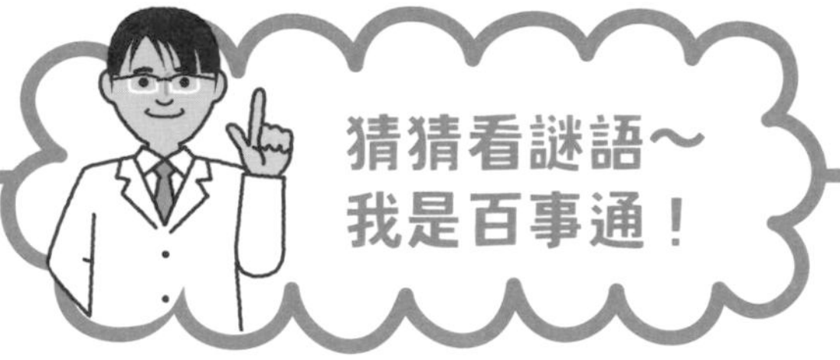

視力檢查表中的「C」是什麼意思呢？

1　全世界共通的視力量測標誌

2　字母表 (alphabet) 的中 C

3　缺了一角的甜甜圈　（解答在下方）

視力檢查的「C」雖然看起來像字母表中的 C，
但是跟英語完全沒有關係喔！這個神祕符號是
全世界測量視力時，通用的視標符號，
稱爲「蘭氏環」。
爲什麼會冠上這樣的名字呢？
這個「C」型標誌是由一位瑞士眼科醫生埃德蒙・蘭多爾特所發明的。
蘭多爾特醫生於 1926 年過世，雖然距離現在將近 100 年了，
但全球各地到現在仍將蘭氏環做爲量測視力的標誌。
這眞的是一項很優秀的發明啊！

右頁解答

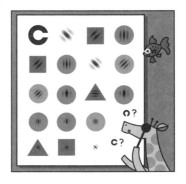

一起看看大腦的世界吧！

選擇一個喜歡的符號，接著找出同形狀及同方向的符號吧！
找到後，也可以換其他不同模樣的符號試試看喔！

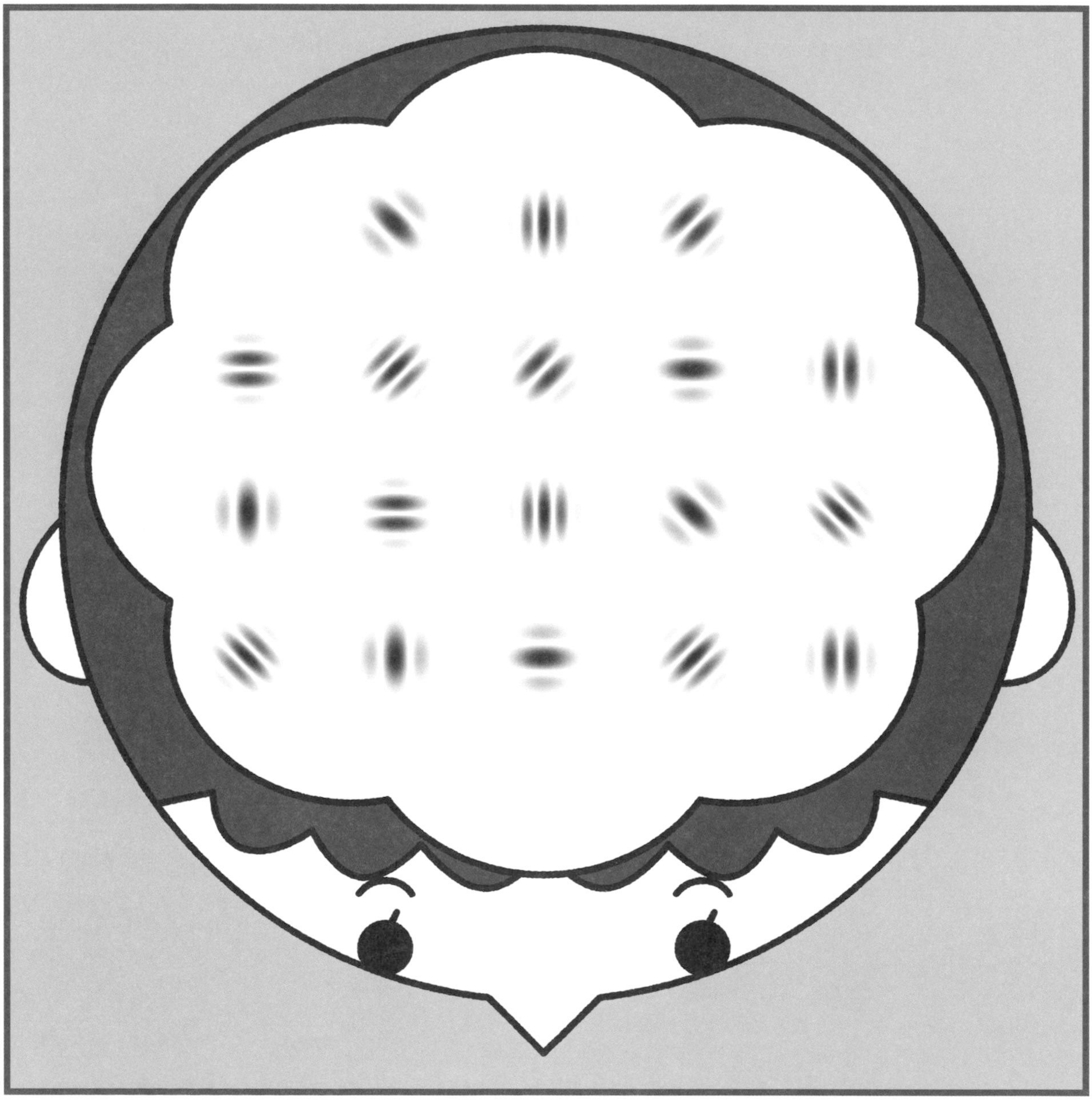

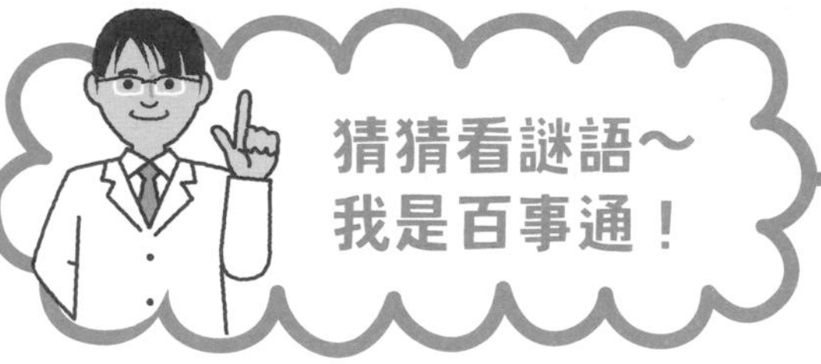

視力與大腦有關係嗎？

1 有！

2 沒有！

3 有關係，但很微小。 （解答在下方）

為什麼我們的視力會時好時壞呢？

其中一個原因是視力會隨著眼睛的形狀和能力而有所不同。
眼珠子的大小（眼軸）與眼睛周圍肌肉的強度會改變我們的視野。
另外一個原因則與腦部的運作有關喔！

咦？所以視力差等於頭腦不好嗎？

別擔心，並不是這樣的。
我們能夠看見物體和影像的原理是眼睛將獲得的訊息傳遞到大腦，接著由大腦判斷所看到的「物體和影像」。
所以，腦中所看到的部分與聽到的語詞連結後，眼睛將會看得更清楚。這個不管是大人還是小孩都一樣喔！

呼～嚇死我了！我還以為我國文考試不會寫是眼睛不好的緣故呢！

右頁解答

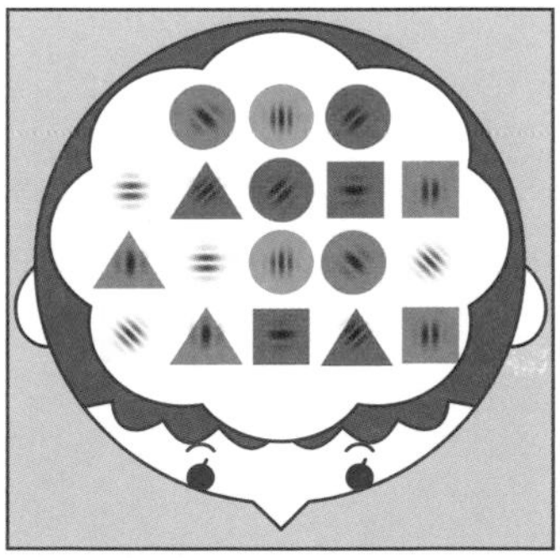

謎語解答 ▶ 1

抬頭看看遠方的星空吧！

選擇一個喜歡的符號，接著找出同形狀及同方向的符號吧！
找到後，也可以換其他不同模樣的符號試試看喔！

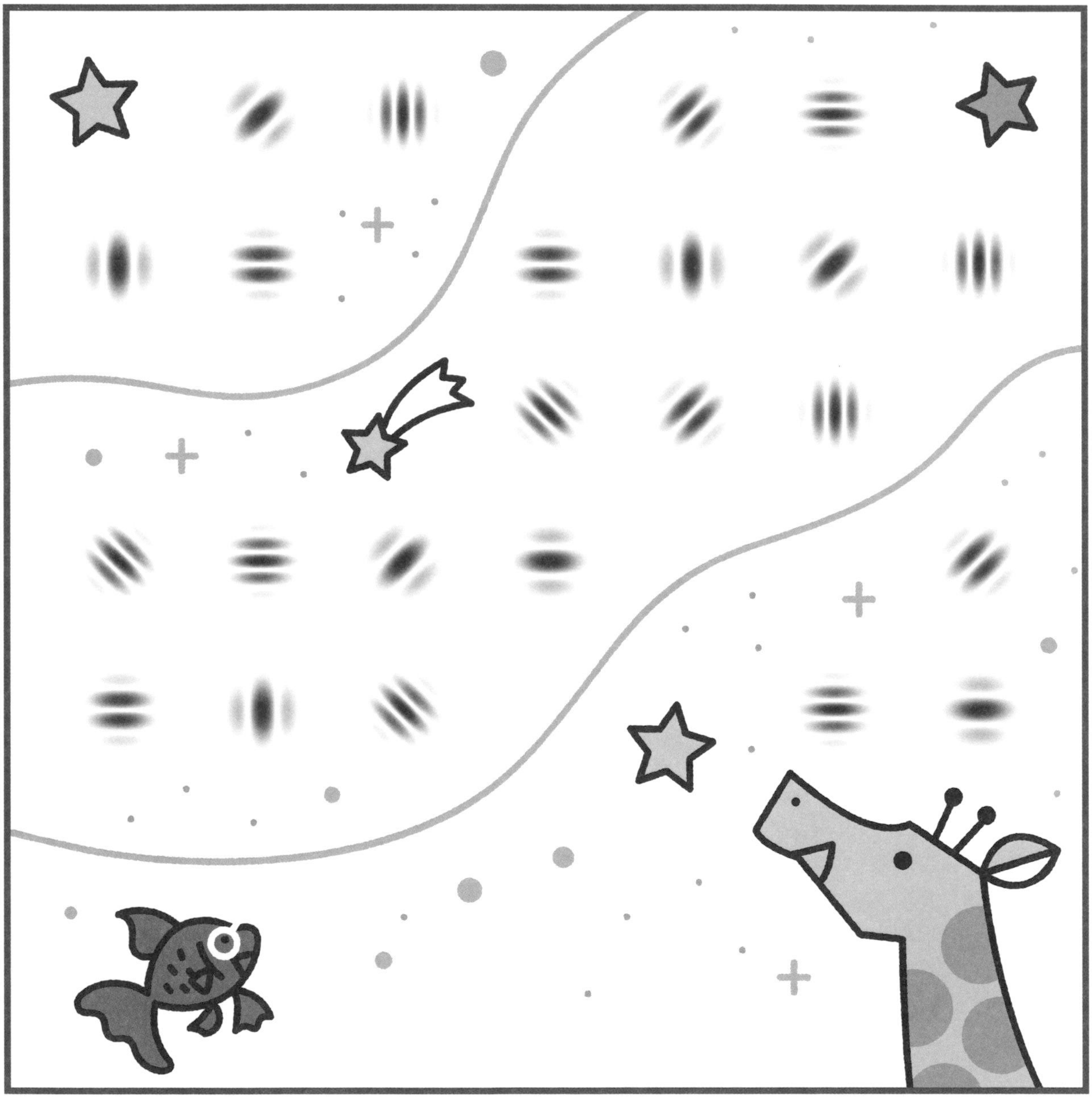

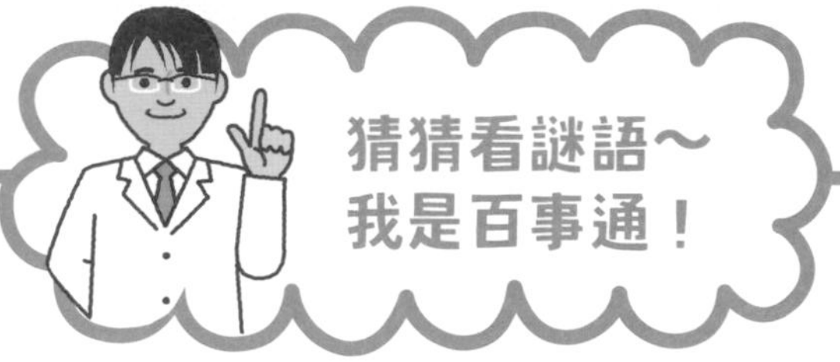

遠視是指能看清楚遠方的物體嗎？

1 能看清楚遠方的物體

2 不論遠近，都看不清楚

3 看到的物體影像是扭曲的，或是疊影 （解答在下方）

我可能近視了，因爲我看不清楚黑板上的字。

「近視」的意思是看不清楚遠處的物體。

那是不是也有「遠視」這個說法啊？
表示遠的地方看得很清楚，但是近的地方看不清楚，對吧？

遠視跟距離沒有關係，它的症狀是眼睛不管看遠看近都很難對焦，所看到的物體和影像都是模糊不清的狀態。許多人以爲跟近視相反就叫遠視，以至於兩者很容易搞混。

我的朋友說他是「亂視」（散光），那亂視是什麼呢？

眼睛看到的物體和影像呈現扭曲狀或出現疊影的狀態稱爲亂視。而同時擁有近視和亂視兩種症狀的情形也很常見喔！

★輕度遠視，也會變成「容易看清遠物，不容易看清近物」的狀態。

右頁解答

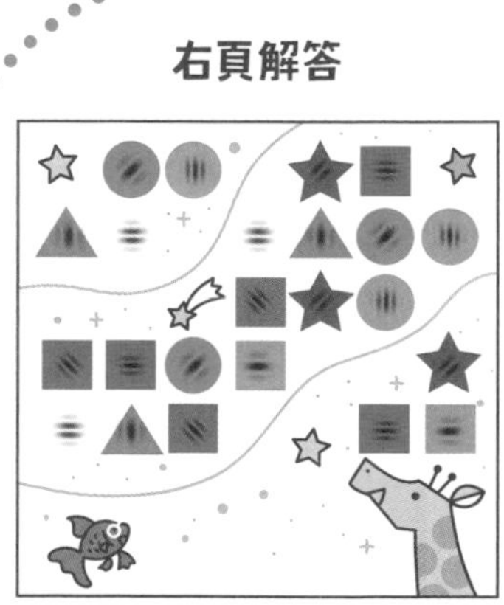

長頸鹿的眼睛可以看得很遠！

左右兩張圖中共有 3 個符號不一樣，一起找找看吧！

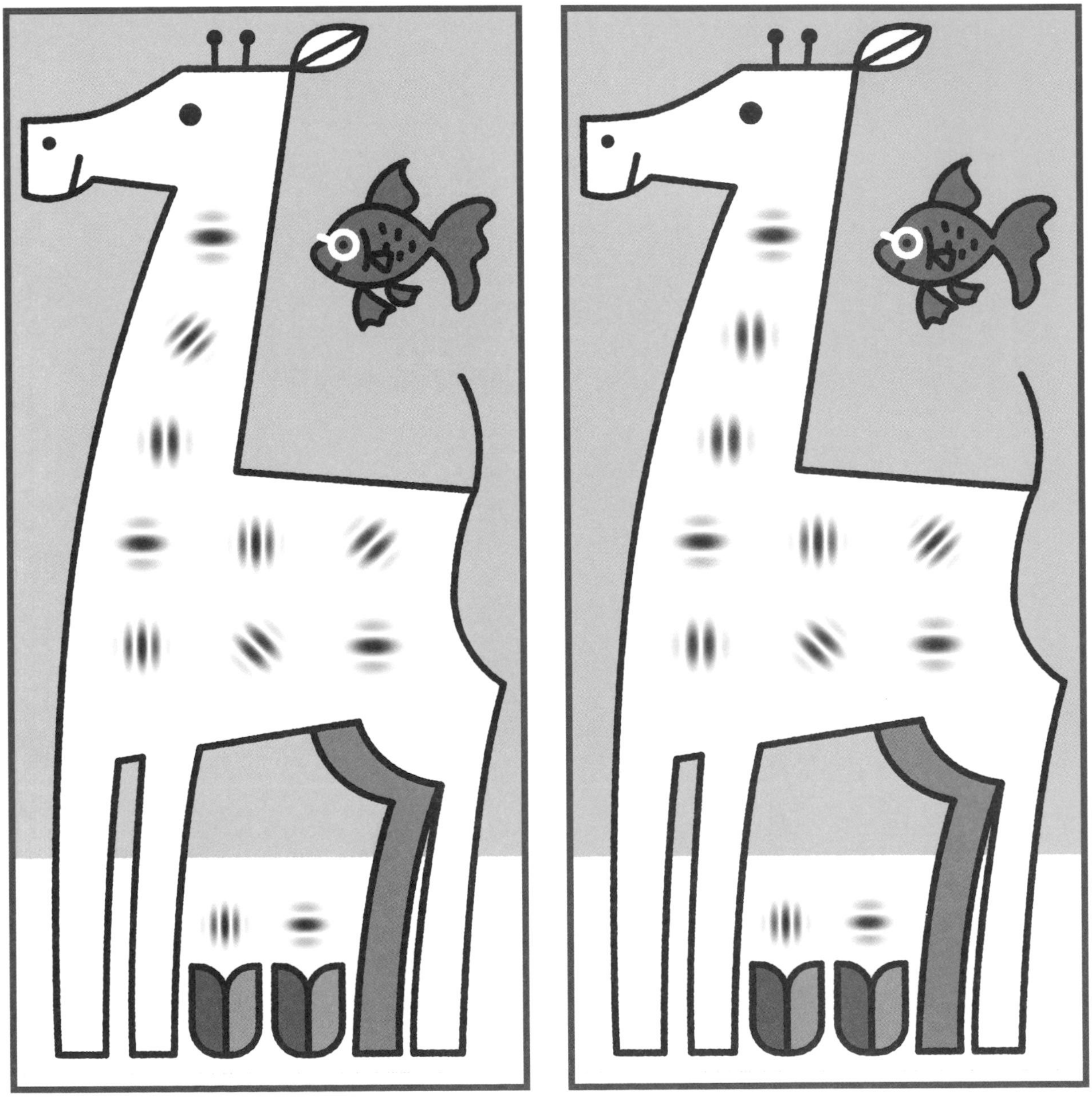

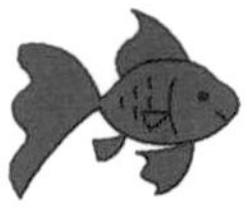

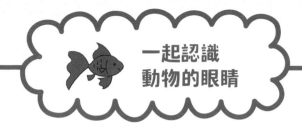

一起認識
動物的眼睛

哪一種動物的視力超級好呢？

1 隼（鷹科類）

2 大象

3 秋姑（紅槽魚） （解答在下方）

小鹿，你知道哪一種動物的視力超級好嗎？

是我！長頸鹿的視力很好的喔！

是這樣嗎？我們魚類是屬於眼睛不太好的。
我的朋友秋姑就常說牠眼前一片模糊「看不清楚」。

你有朋友叫「秋姑」喔？好有趣喔！
其他視力好的還有鳥類吧！
像鴕鳥的視力也很好，聽說視力約有 4.0 耶！
特別是斑鳩和老鷹、隼的眼睛都很好。
而且鳥類會在高空一邊盤旋一邊尋找獵物，
所以常常可以聽到像 50 公尺高的地方看見
螞蟻的蹤影、或是從 1 公里外的地方就能看到
老鼠等令人驚訝的奇事喔！

右頁解答

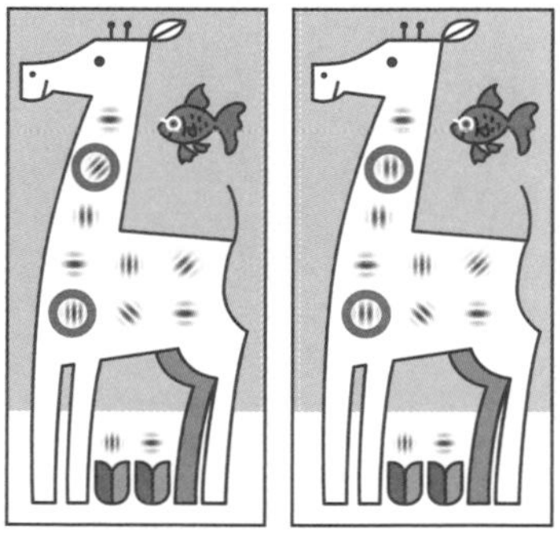

謎語解答 ▶ 1

魚兒魚兒水中游！

上下兩張圖中共有 3 個符號不一樣！一起來找找看吧！

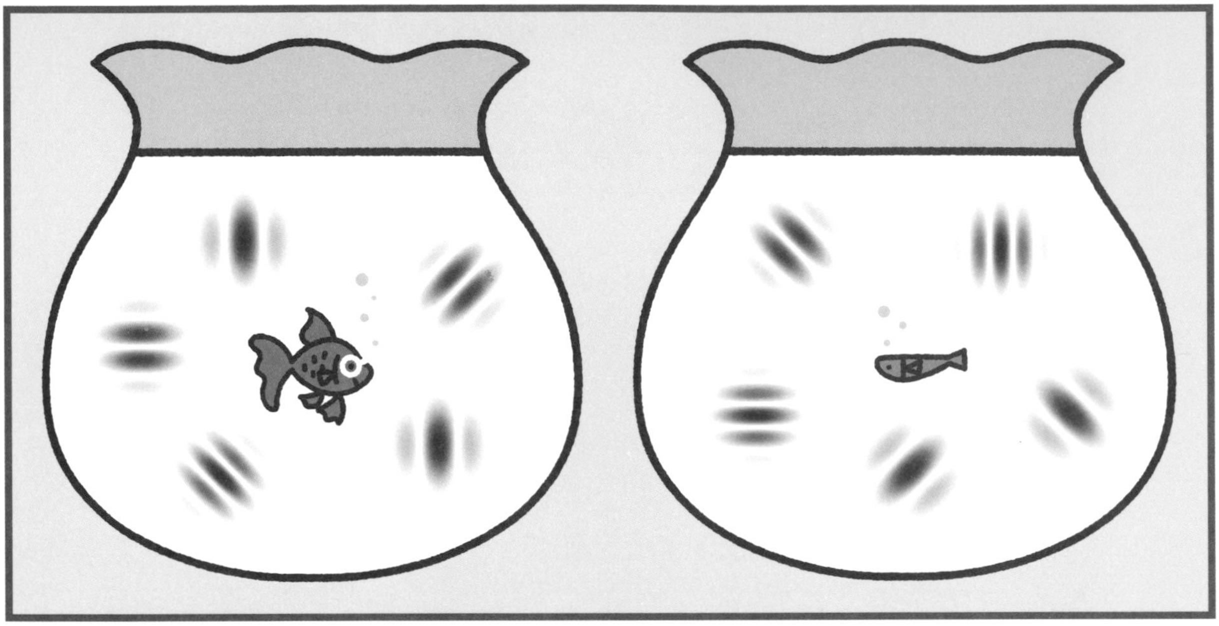

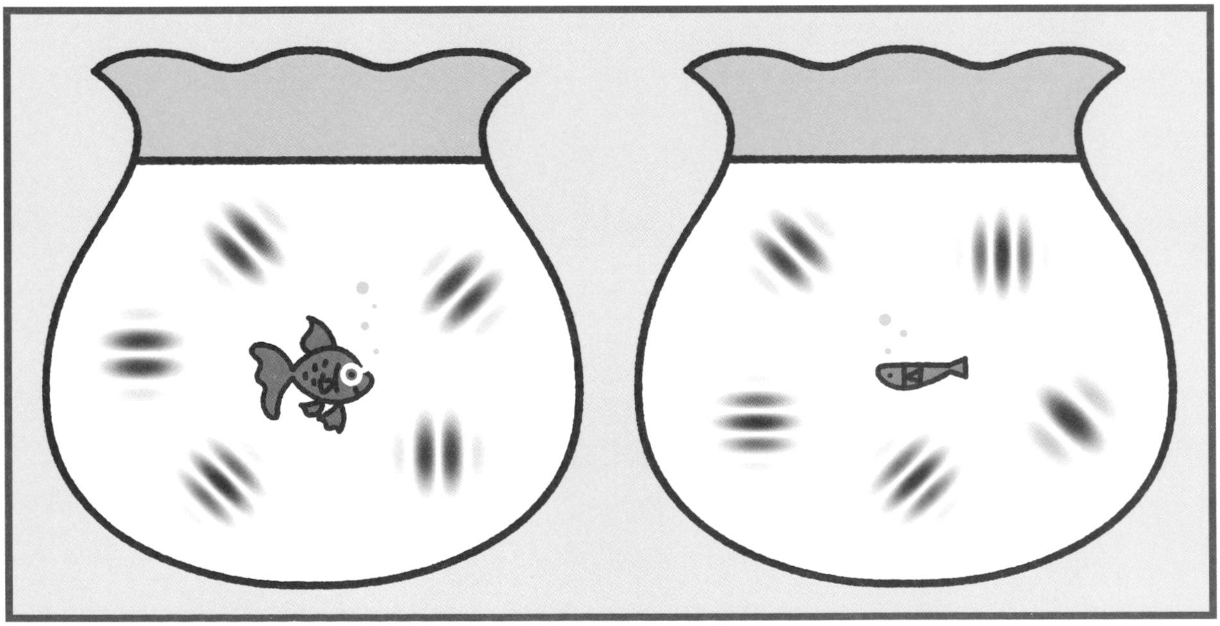

一起認識動物的眼睛

哪一種動物的視力超級差呢？

1 狐獴

2 犀牛

3 人類　　（解答在下方）

小金，你知道那一種動物的視力超級差嗎？

我們魚類以外的嗎？土撥鼠嗎？

看來你的視力真的很不好耶！你再猜猜看。

我聽說兔子的視力也不是很好。

是動物園裡面也看得到的喔！

該不會是狐獴吧？

啊？我不知道那是什麼動物耶？好啦，我告訴你，答案是「犀牛」。

犀牛的視力有這麼差嗎？這樣說來，體型大的動物，眼睛反而非常小呢！

犀牛是用分辨聲音和感受氣味來觀察四周，也就是說，牠們用鼻子和耳朵來彌補視力不足的狀況。

右頁解答

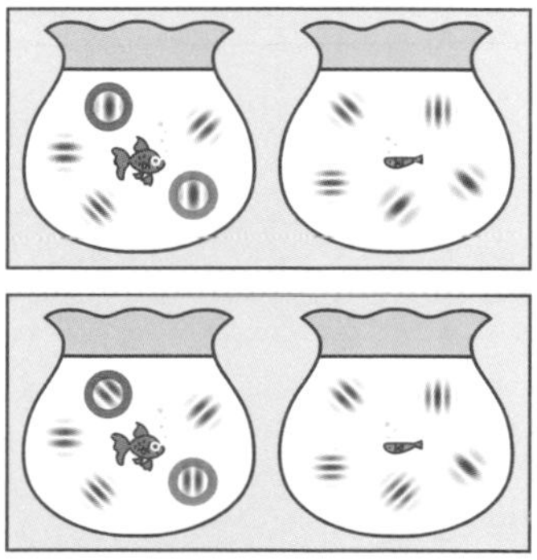

謎語解答 ▶ 2

兔子的眼睛長在旁邊！

上下兩張圖片中共有 3 個符號不一樣！一起來找找看吧！

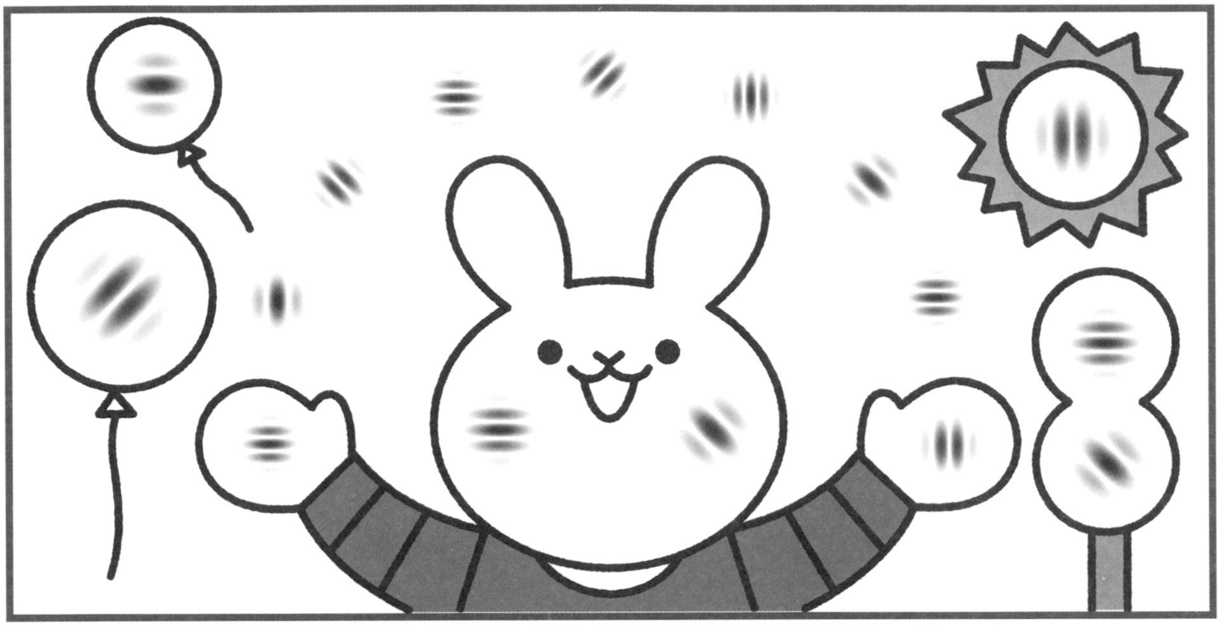

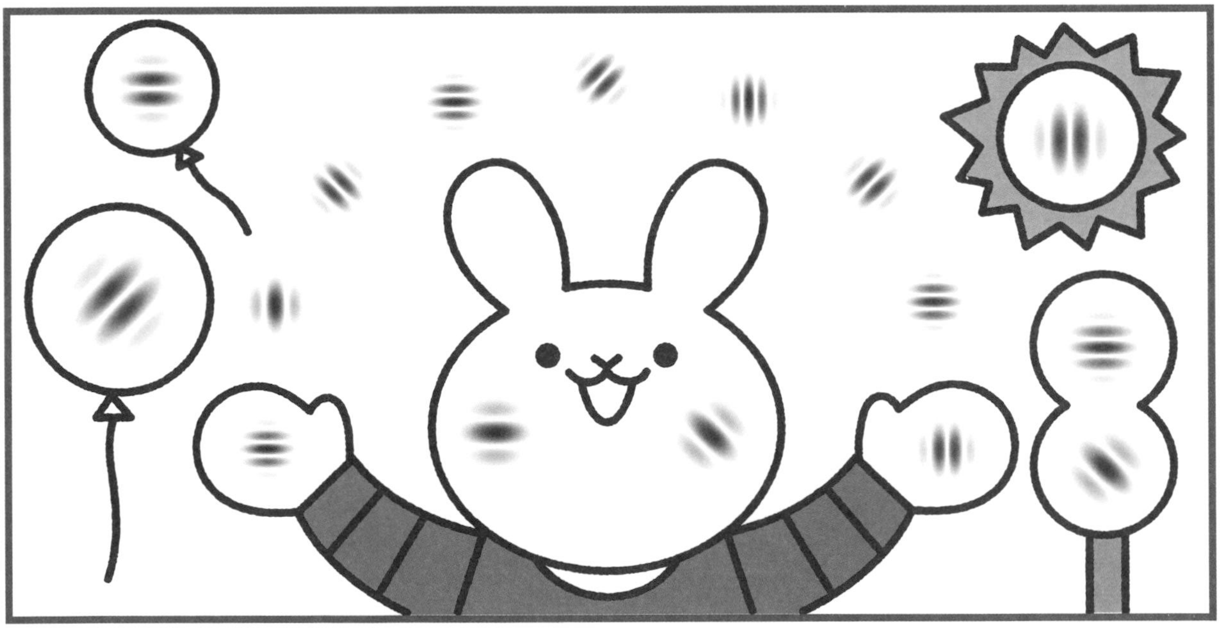

一起認識
動物的眼睛

什麼動物只要轉動眼睛，就能看到周遭的東西呢？

1 兔子

2 小貓

3 花紋愛潔蟹 （解答在下方）

可惡啊！

小金，怎麼了？

我的大便黏在屁股上，甩不掉啦！
一看到它在屁股後面飄來飄去的，就覺得好煩喔！

小金，你看得到屁股的便便喔？

對呀！魚類不用轉頭就能看到後面呀！

好厲害喔！我得轉動我的長脖子，才看得到耶！

這點金魚贏了耶！我跟你說，兔子也是喔！

欸～是喔？

兔子也是不用轉頭就能看到整個身體後面喔！這是因爲牠們如果轉頭，很容易就會被在天空飛翔的斑鳩或老鷹盯上，因自我保護演化的身體構造。

右頁解答

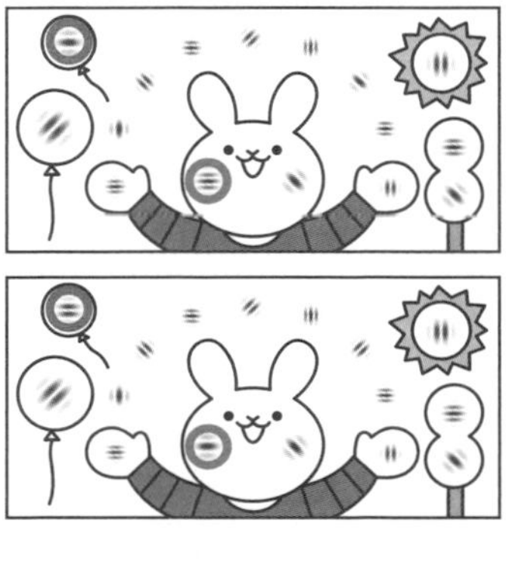

謎語解答 ▶ 1

眼睛轉呀轉的變色龍

上下兩張圖片中共有 3 個符號不一樣！一起來找找看吧！

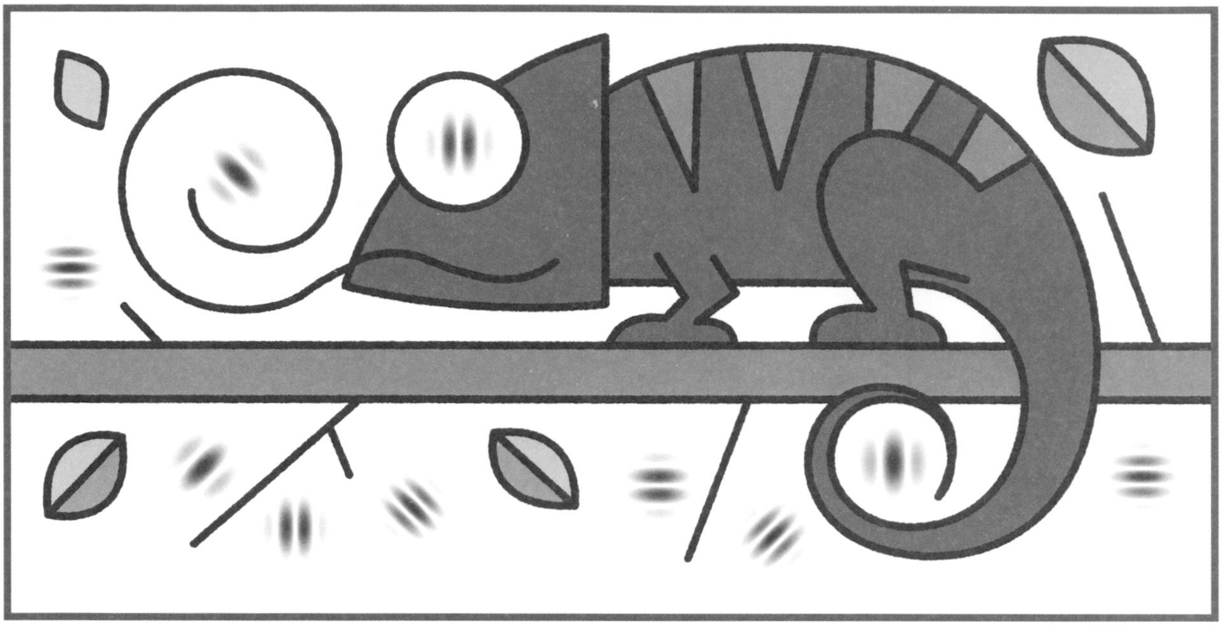

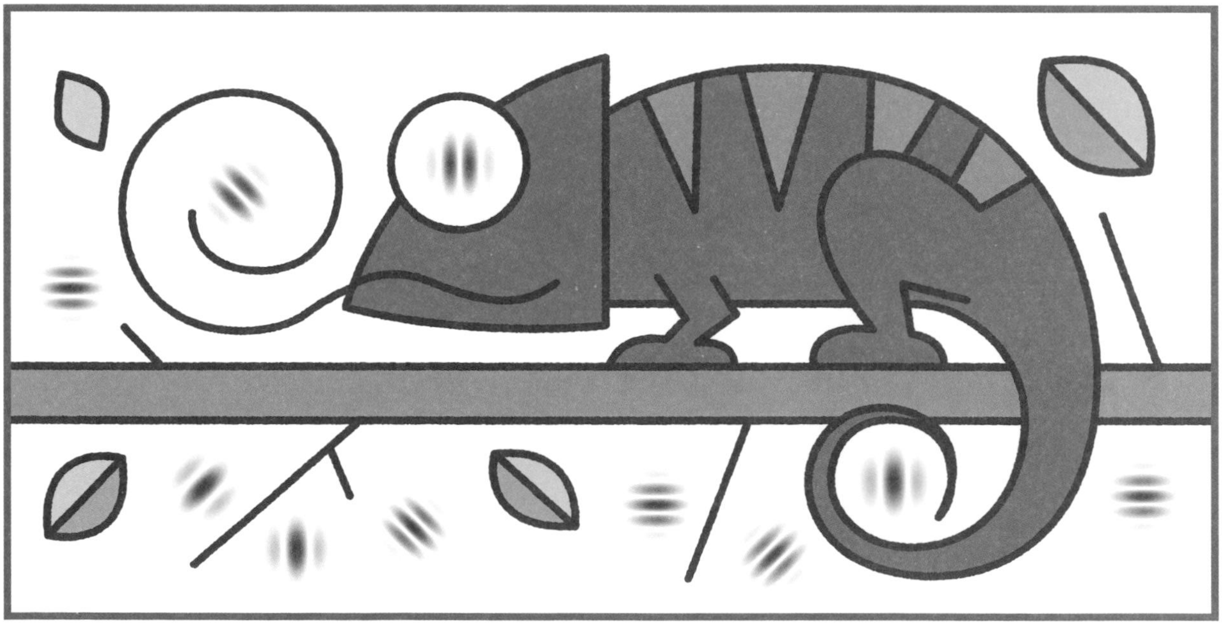

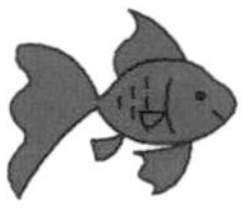

一起認識
動物的眼睛

世界上哪種動物的眼睛最大？

1　鴕鳥

2　紅金目鯛

3　大王魷魚　（解答在下方）

你們覺得世界上眼睛最大的動物是什麼呢？

鴕鳥！

凸眼金魚！

變色龍！

石狗公魚！

小金，別只說水裡的生物啦！

答案是生活在水中的生物，大王魷魚喔！
你知道嗎？生活在深海之中的大王魷魚，身體的長度平均有 10 公尺長。足足相當於一輛巴士的長度喔！
牠的眼睛直徑約有 30 公分，大概像籃球那麼大喔！

右頁解答

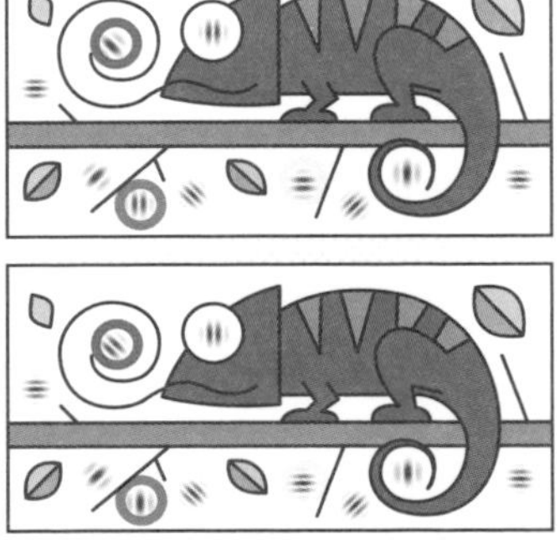

謎語解答 ▶ 3

蜻蜓有雙大眼睛！

上下兩張圖片中共有 3 個符號不一樣！一起來找找看吧！

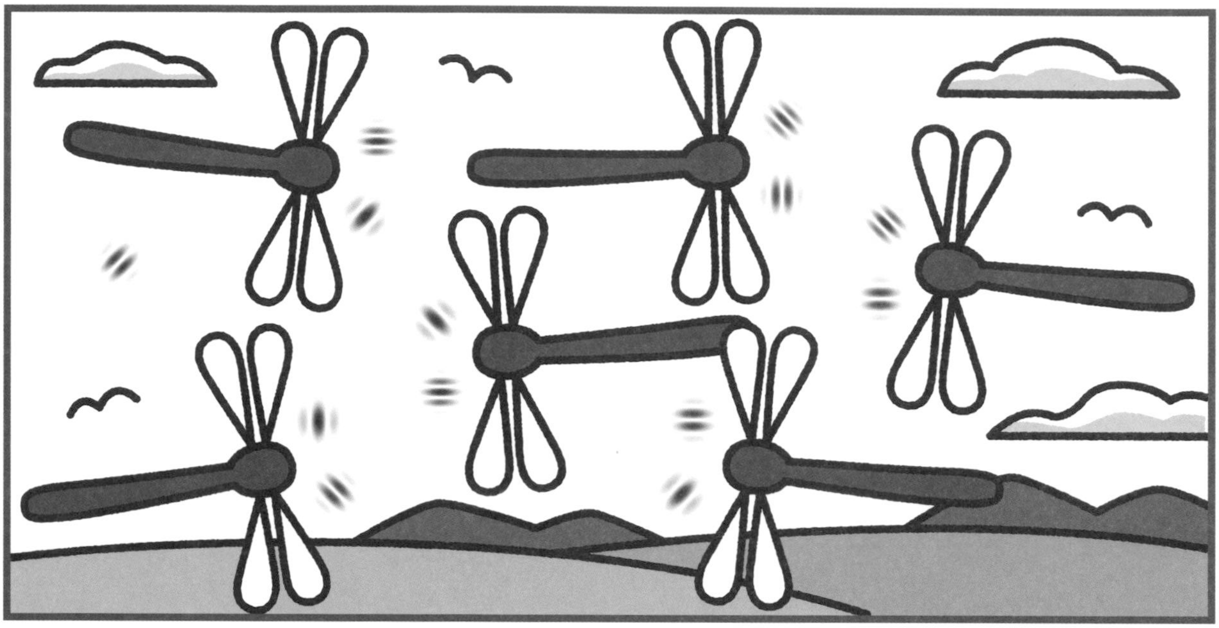

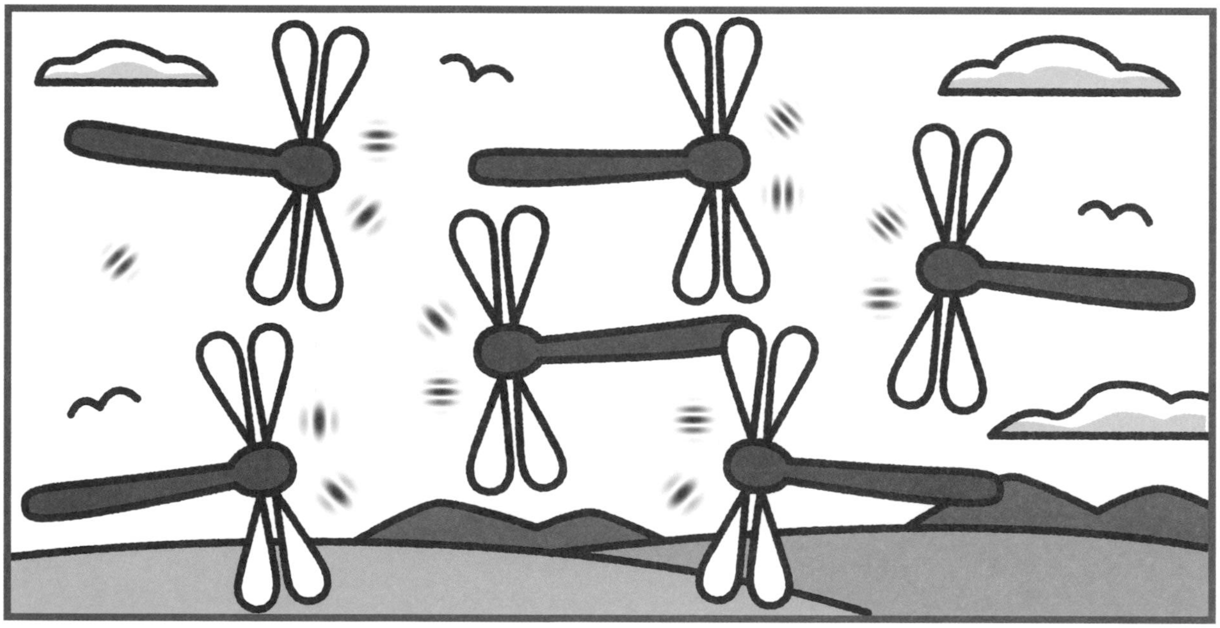

一起認識
動物的眼睛

蜻蜓的眼睛
為什麼這麼大呢？

1　爲了能看清楚小蟲子

2　爲了更容易飛行

3　因爲眼睛裡面都是眼淚　（解答在下方）

蜻蜓的眼睛很大吧！牠們的眼睛大約占據了頭的一半大，
可說是昆蟲之中眼睛最大的。
要是用放大鏡觀察蜻蜓的眼睛，
你會發現牠們的眼睛是由許多小眼睛聚集而成的喔！
而且這些小眼睛的數量多達 1 萬～ 3 萬顆。
蜻蜓就是利用這些小眼睛，仔細的環顧周遭環境，
一邊飛一邊尋找小飛蚊或蒼蠅等小蟲子，然後吃掉牠們。
蜻蜓爲了讓自己更容易找到能填飽肚子的小蟲子們，
才帶著一雙大眼睛的喔！

右頁解答

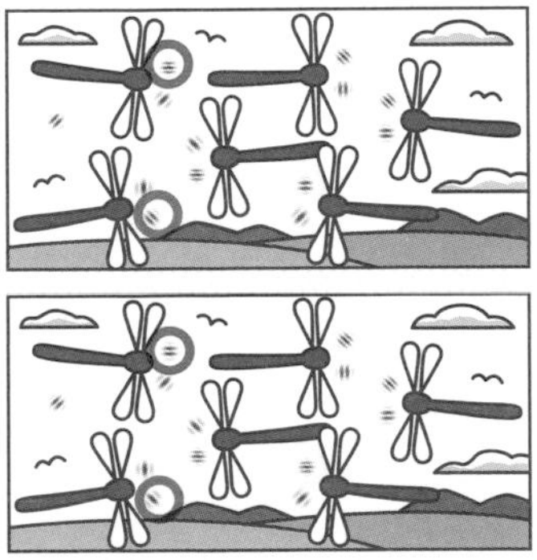

謎語解答 ▶ 1

魚兒們沒有眼皮？！

上下兩張圖片中共有 3 個符號不一樣！一起來找找看吧！

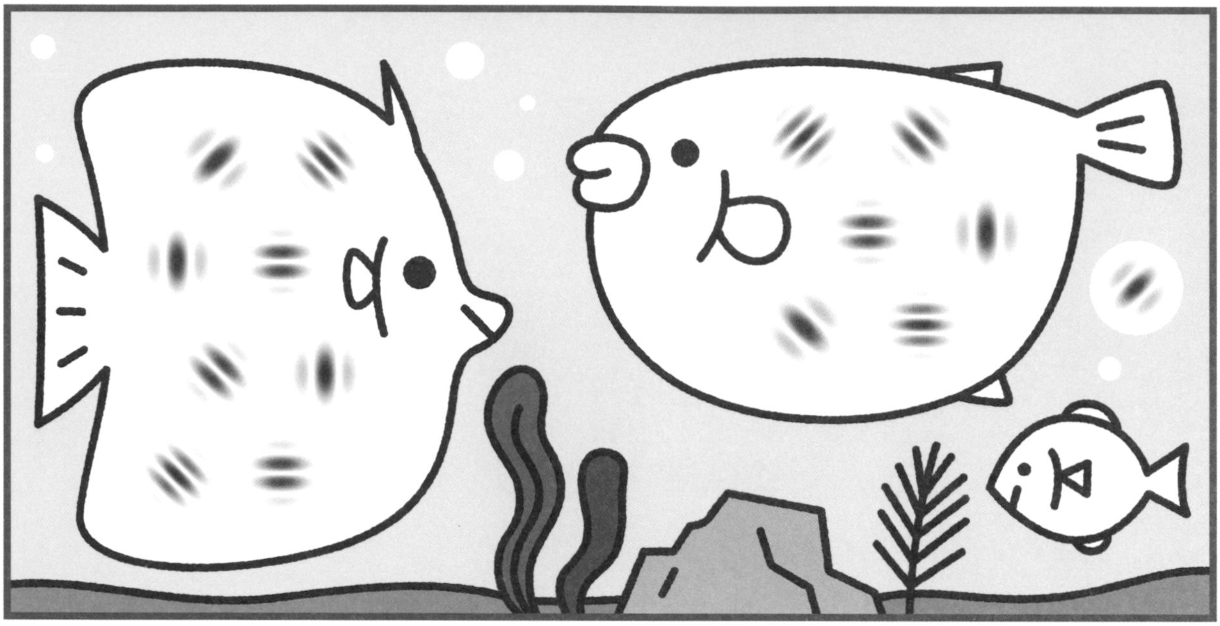

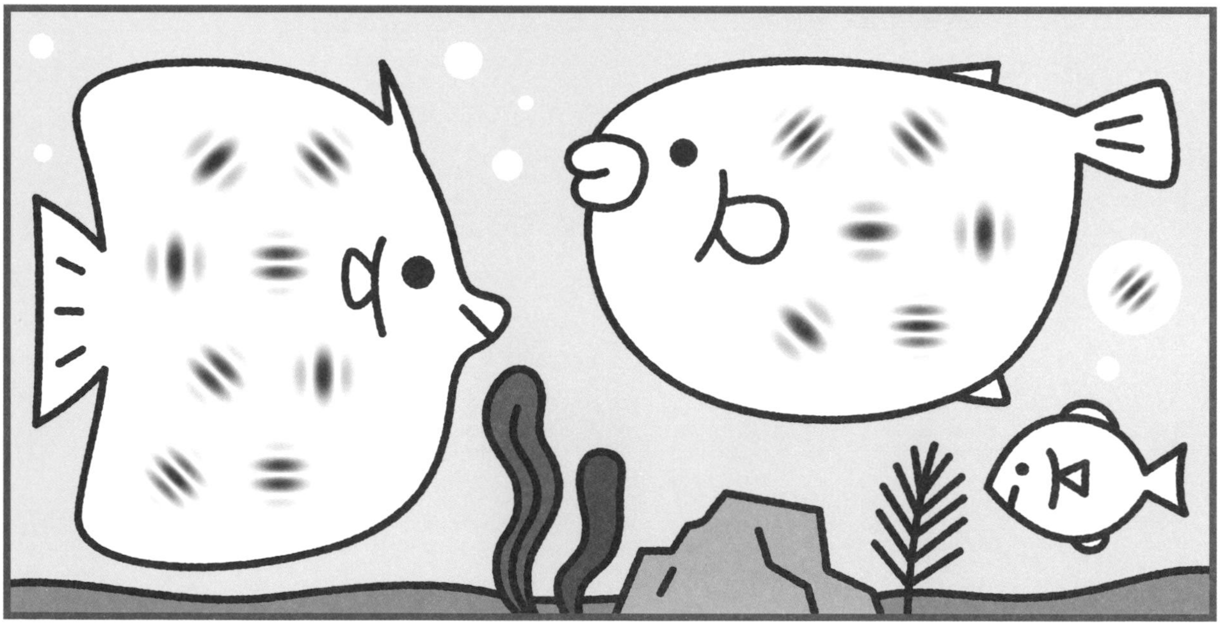

一起認識
動物的眼睛

為什麼魚類沒有眼皮呢？

1 因爲就算沒有眼皮，眼睛也不會乾澀

2 只有想睡覺的時候，眼皮才會跑出來

3 那是妖怪的詭計 （解答在下方）

小金，你沒有眉毛也沒有眼皮，眼睛的周圍看起來眞清爽。

怎麼樣，很羨慕吧！

我啊！如果不眨眼，眼睛就會痛。
小金，你不會嗎？

動物眨眼睛是爲了讓眼睛表面維持溼潤。
因爲眼睛一旦乾澀，就容易受傷喔！
但是，像小金的魚類們，
因爲生活在水中，所以不需要滋潤眼睛。

我們就連想睡覺的時候，也是睜著眼睛睡覺的喔！

那睡著後看得到周圍的東西嗎？

那時大腦已經休息了，所以就看不到囉！
只會做夢而已啦！

右頁解答

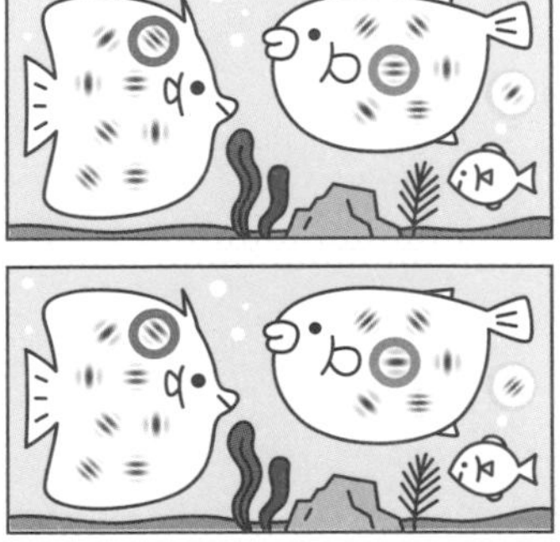

謎語解答 ▶ 1

每個動物眼睛的位置都不一樣！

上下兩張圖片中共有 3 個符號不一樣！
一起來找找看吧！

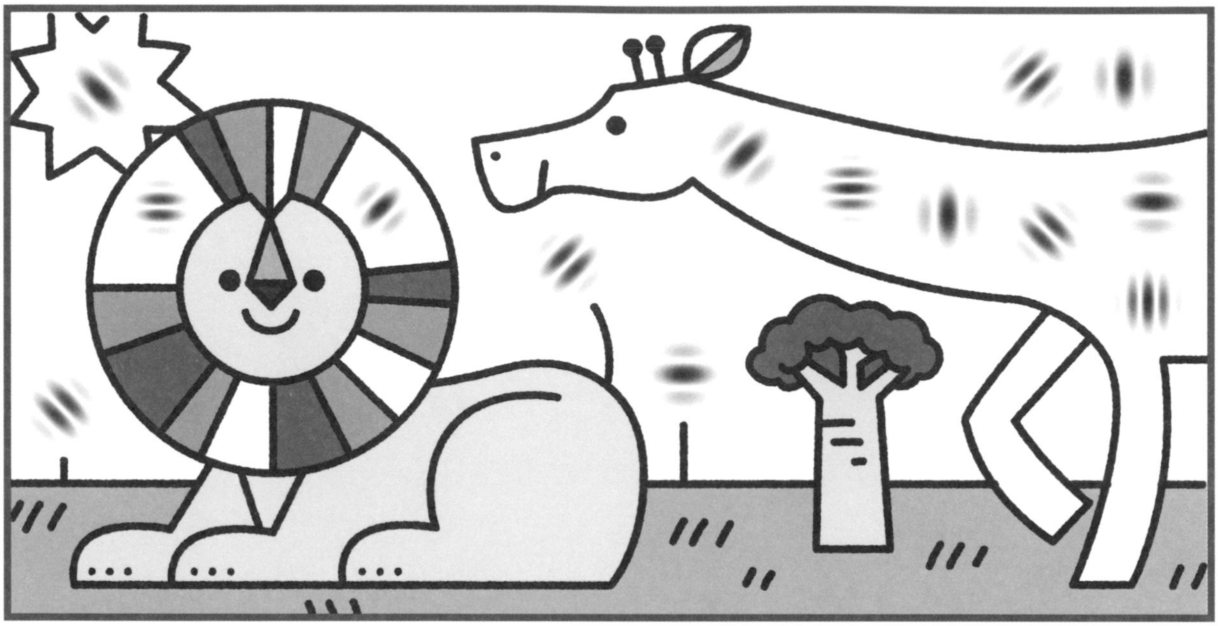

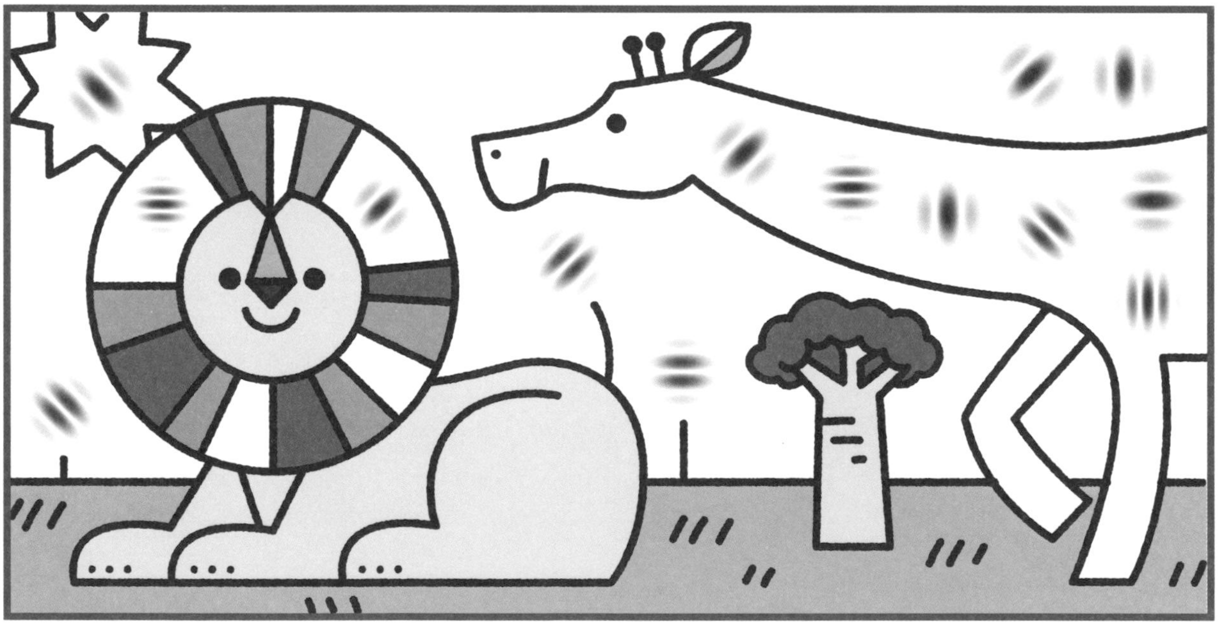

一起認識
動物的眼睛

動物的眼睛長在前面跟長在旁邊，有什麼不同呢？

1 眼睛的顏色不同

2 吃的食物不同

3 有沒有羽毛的差別　（解答在下方）

請試著從正面看看小狗與小貓的臉，牠們的眼睛是位在臉部的前方。
那兔子的眼睛長在哪裡呢？我們從正面看，
可以看到牠們的眼睛是分開的，各自長在臉部的側邊。
除了小狗與小貓以外，其他還有像獅子、熊等類的動物，
牠們的眼睛也是長在前方，然後長在側邊的則有鹿、馬、山羊等動物。
眼睛位置有所差別的原因在於「牠們吃的食物不同」。
肉食性動物們的眼睛長在臉部正前方，因爲這樣的位置，
視線正好能夠落在正前方，
並且容易偵測到獵物的距離。
而像鹿之類的**草食性動物眼睛長在臉部的側邊**
則是因爲牠們必須讓自己能夠迅速地發現敵人
的身影，有的甚至連後方的狀況都看得到。
不過，這當然也會有例外囉！

右頁解答

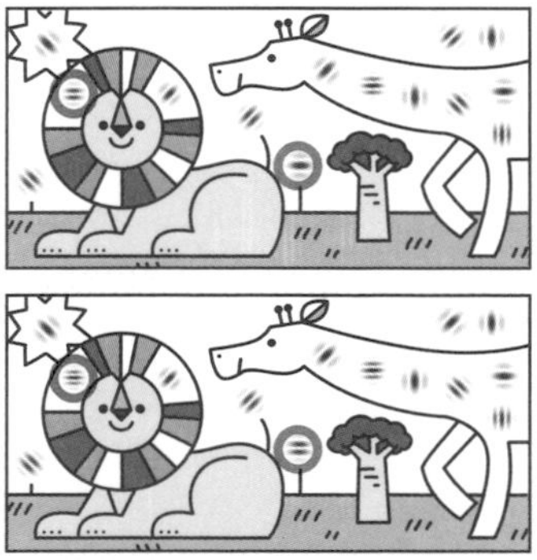

謎語解答 ▶ 2

小金在水裡快樂的游泳喔！

選擇一個喜歡的符號，接著找出同形狀及同方向的符號吧！
找到後，也可以換其他不同模樣的符號試試看喔！

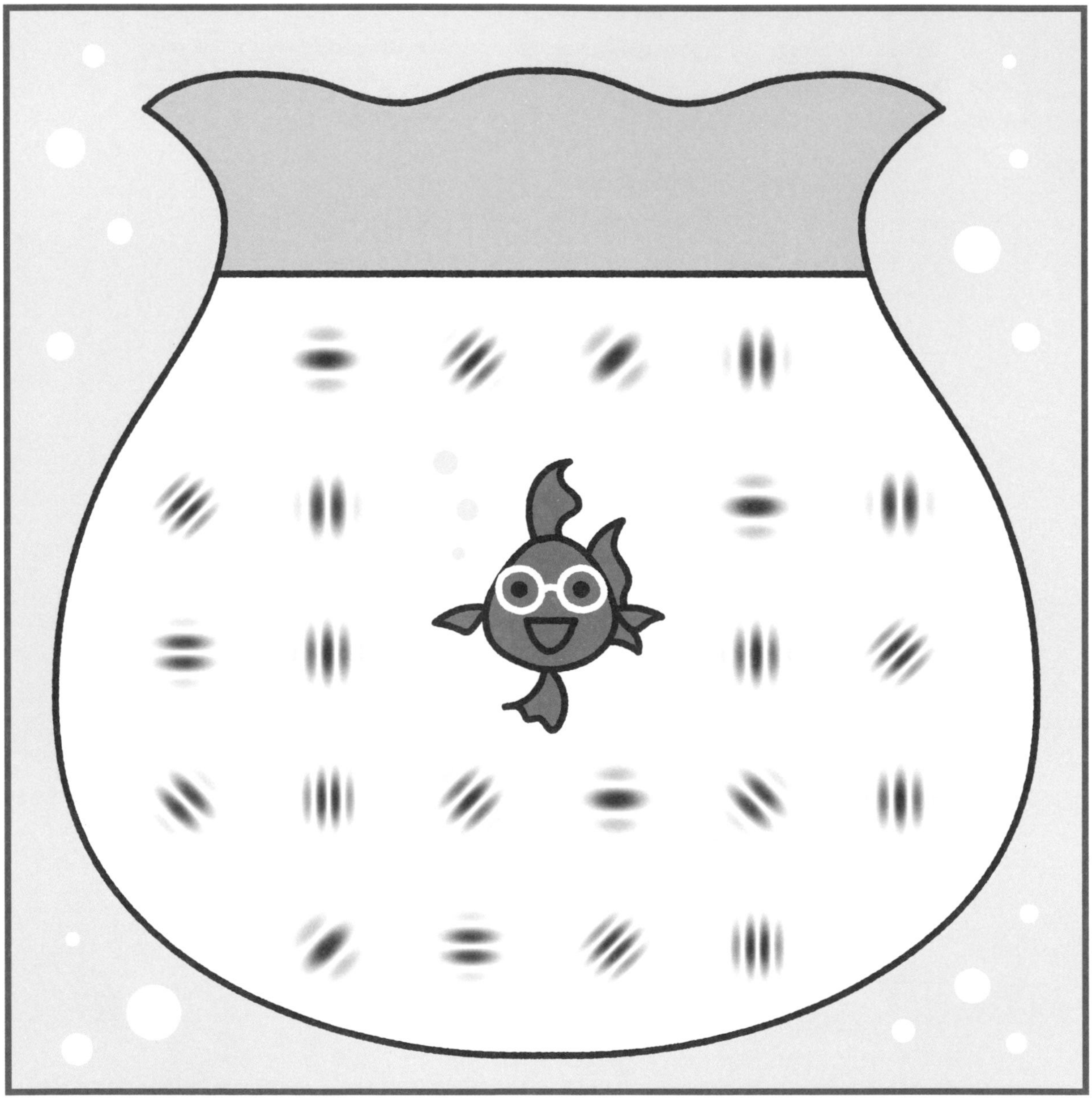

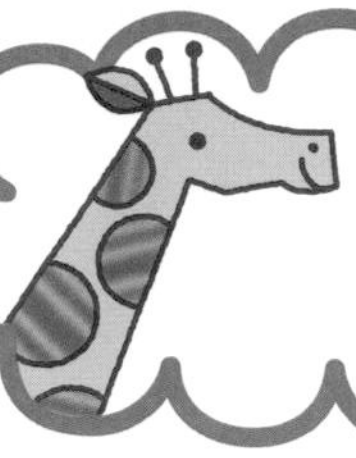

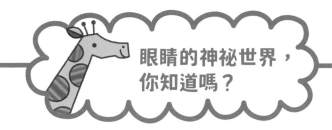

眼睛的神祕世界，
你知道嗎？

不哭的時候，眼睛也會流眼淚嗎？

1 會（眼睛的表面隨時都有眼淚）

2 不會（只有哭泣的時候才會流眼淚）

3 不會（我們會在固定的時間流眼淚）

（解答在下方）

小鹿，你什麼時候會流眼淚啊？

大概是傷心、不甘心的時候吧！

我跟你說，我高興的時候也會哭喔！
記得我出生以來第一次拿到 100 分的時候，
我整個興奮到不行，而且還哭了耶！

我們爲什麼會流眼淚呢？

當我們的心情受到影響，出現悲傷或快樂等情緒時，眼淚就會奪眶而出。

而且，我們眼睛的表面隨時都含有眼淚喔！

眼淚能夠防止眼睛乾澀、或是當異物跑到我們的眼睛內時，能幫我們洗掉眼睛內的異物；另外還具有供給養分及幫忙殺菌等功能，對眼睛來說，眼淚可是一個重要的功臣呢！

右頁解答

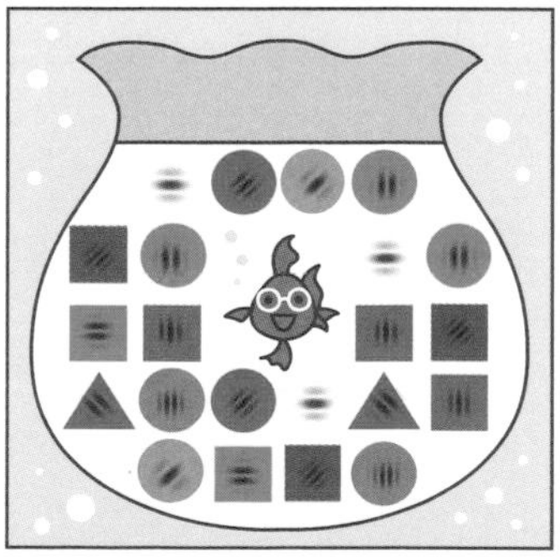

長頸鹿的身上有好多符號喔！

選擇一個喜歡的符號，接著找出同形狀及同方向的符號吧！
找到後，也可以換其他不同模樣的符號試試看喔！

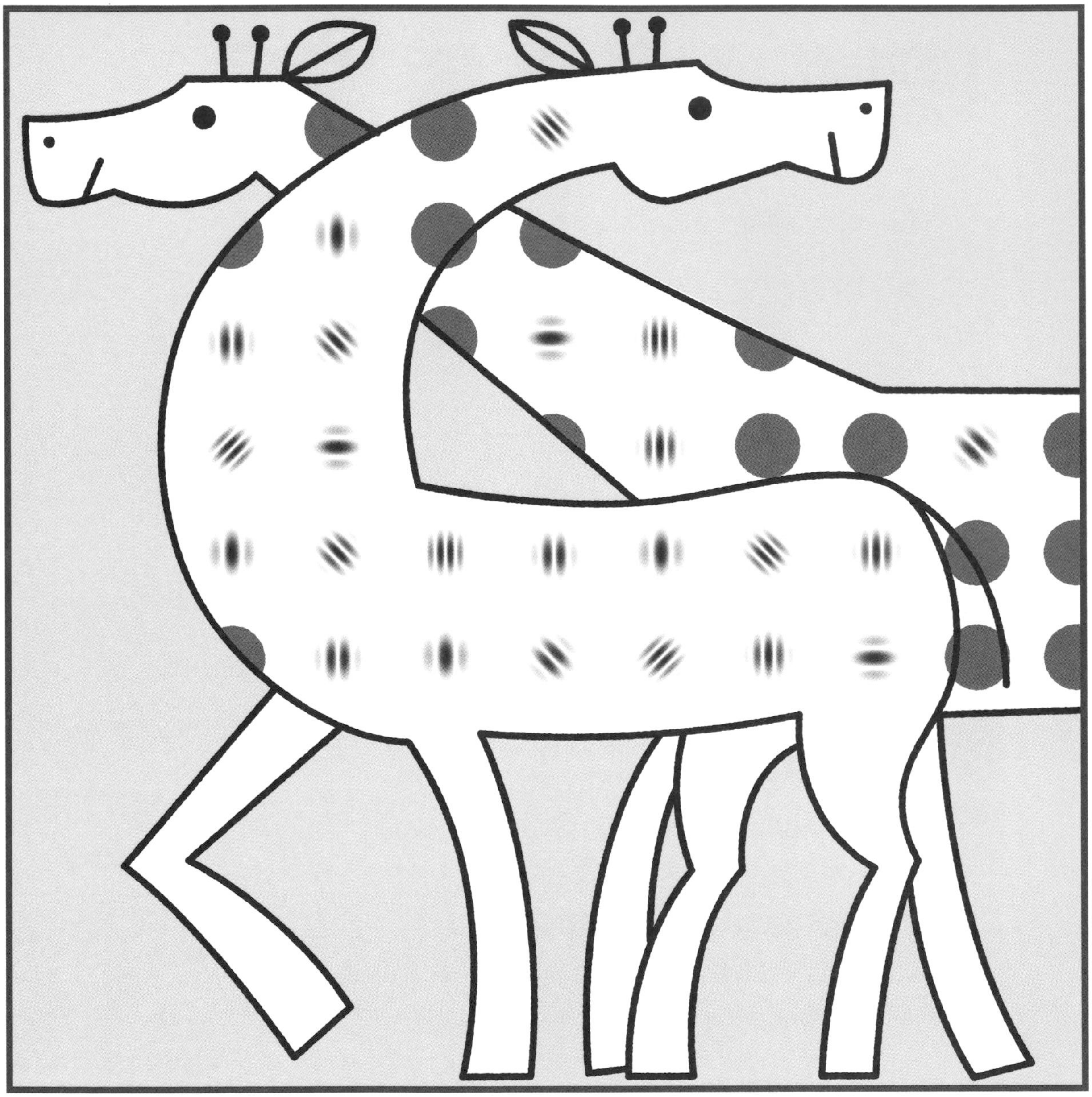

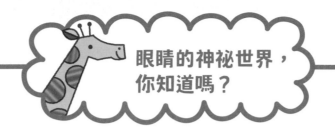

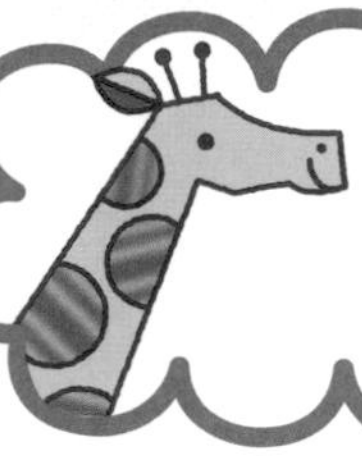

眼睛的神祕世界，
你知道嗎？

為什麼有些人眼睛是藍色？有些人是灰色的呢？

1 因爲看了太多藍色和灰色的東西

2 因爲眼睛中含有的色素量不一樣

3 那是妖怪的詭計　　（解答在下方）

我們在外國電影中經常看到藍眼睛或灰眼睛的人。
爲什麼每個人眼睛的顏色都不一樣呢？
「色素」是組成顏色的元素，而決定眼睛顏色的關鍵就是黑色素的含量。
黑色素還有一個功能是吸收身體過度曝曬的紫外線，
保護細胞不受紫外線的傷害。
每個人身體中所擁有的黑色素都不一樣。
當**黑色素含量越高，眼睛的顏色就越接近黑色**。
請試著跟朋友比較一下彼此眼睛的顏色。
你就會發現雖然我們常說「黑眼珠」，
但實際上有些人的眼珠子是接近黑色；
有些人則比較像棕色，每個人都略有不同。
膚色和髮色因人而異的原因也是黑色素的含量
有所不同造成的。

右頁解答

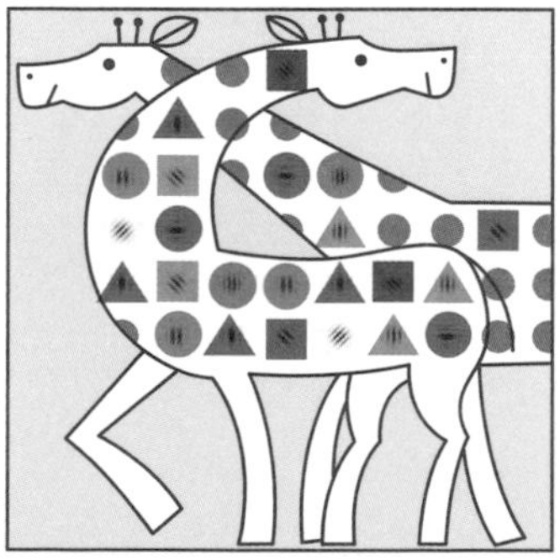

謎語解答 ▶ 2

好多小眼睛，看呀看的！

下圖有 6 組同形狀及同方向的組合。
一起找找看吧！

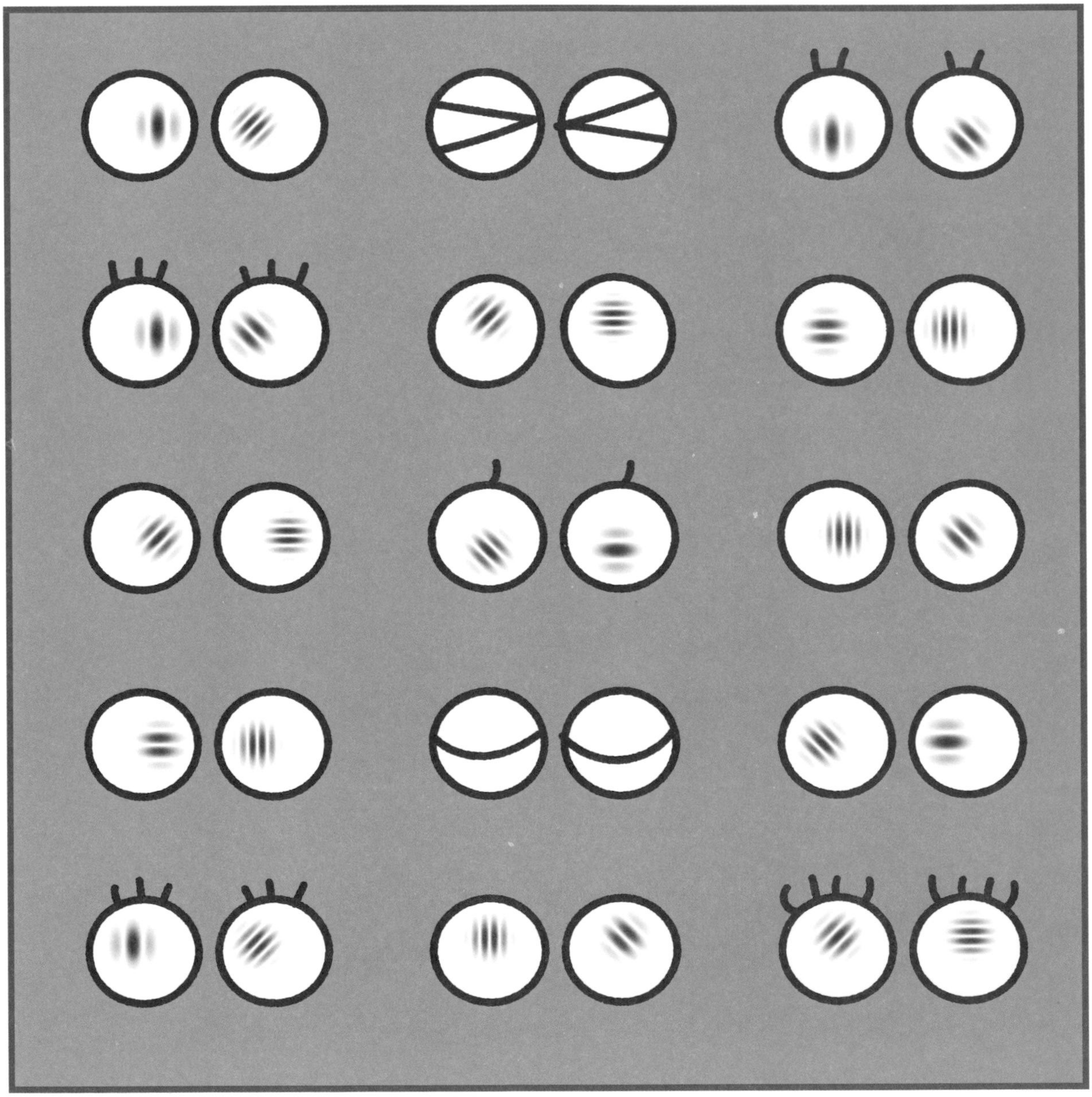

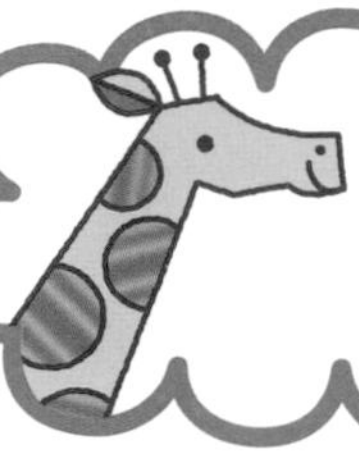

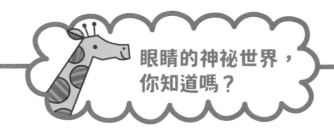

眼睛的神祕世界，
你知道嗎？

人類的眼睫毛總共有幾根呢？

1 雙眼加起來約 50 ～ 70 根

2 雙眼加起來約 100 ～ 300 根

3 雙眼加起來約 1000 ～ 2000 根

（解答在下方）

咦？小金，你沒有眼睫毛耶！

我不需要喔！不過，小鹿你的眼睫毛很漂亮耶！

眼睫毛可以防止異物跑到眼睛裡面呀！

我住在水中，所以應該不用擔心異物跑到眼睛裡這件事吧！

嗯～或許是這樣喔！你看，像是生活在沙漠的駱駝，因爲必須防止沙子跑到眼睛裡面，所以也有長長的眼睫毛喔！

那人類呢？他們的眼睫毛是什麼模樣呢？

人類的上眼睫毛長度平均爲 8 ～ 12 公厘，上下睫毛加起來兩隻眼睛約有 100 ～ 300 根。不過，這也是因人而異。就拿日本人和美國人相比，日本人的眼睫毛不但短，數量也比較少喔！

右頁解答

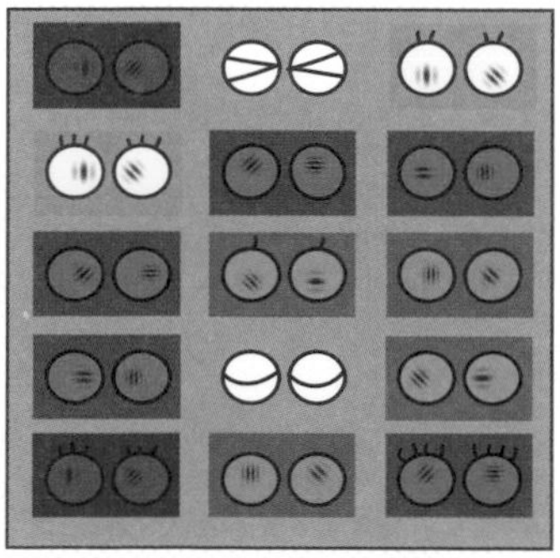

散了一地的卡片！

這裡有 3 種不同符號的卡片，每一種符號各有 3 張。
一起找出同樣符號的卡片吧！到最後只會剩下 1 張喔！

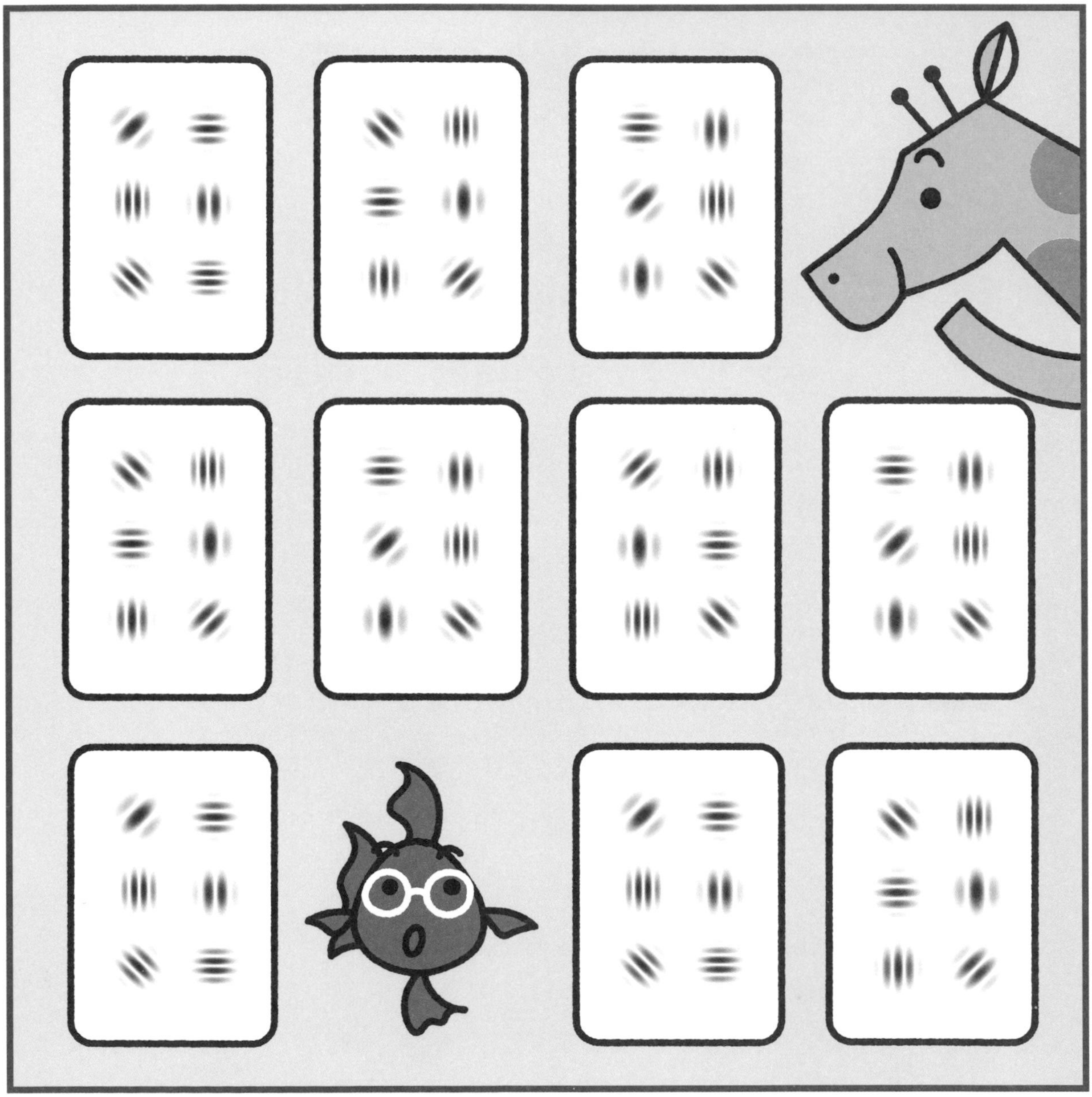

眼睛的神祕世界，
你知道嗎？

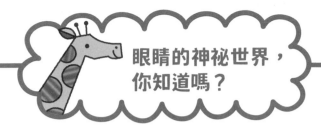

你知道
眉毛的作用嗎？

1 爲了好看

2 爲了讓人知道眼睛的位置

3 有各式各樣的作用 （解答在下方）

我知道需要眼睫毛的理由了，那眉毛呢？爲什麼我們需要眉毛呢？
是爲了防止髒東西進入眼睛嗎？

有可能是這樣喔！
我還有聽過「眉毛的用處是防止汗水流到眼睛裡面」的說法。可是，
我不知道到底哪一個才是眉毛的功用？

我記得博士說過「生物不會把自己不需要的東西帶在身上」。
所以，我想應該有什麼理由才對呀！

也有人認爲當我們生氣或悲傷時，
能「**透過眉毛傳達出我們的情緒及表情**」

哇～！小鹿，你眞的是萬事通耶！

哈～好說好說！（挑眉樣）

右頁解答

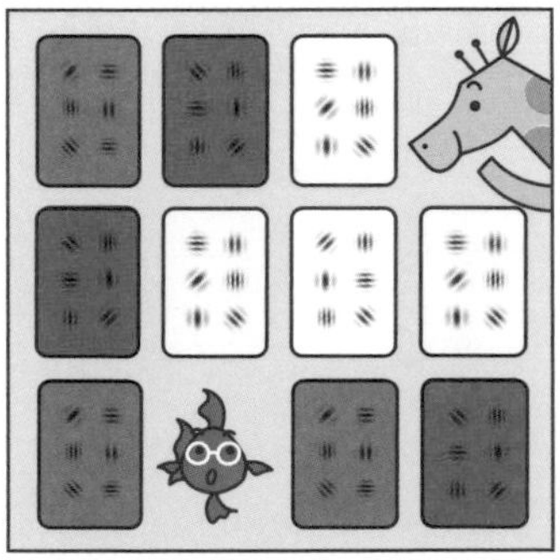

謎語解答 ▶ 3

一起找出一樣的眼藥水吧！

選擇一個喜歡的圖案，接著找出同形狀及同方向的符號吧！
找到後，也可以找找看其他不同符號的眼藥水喔！

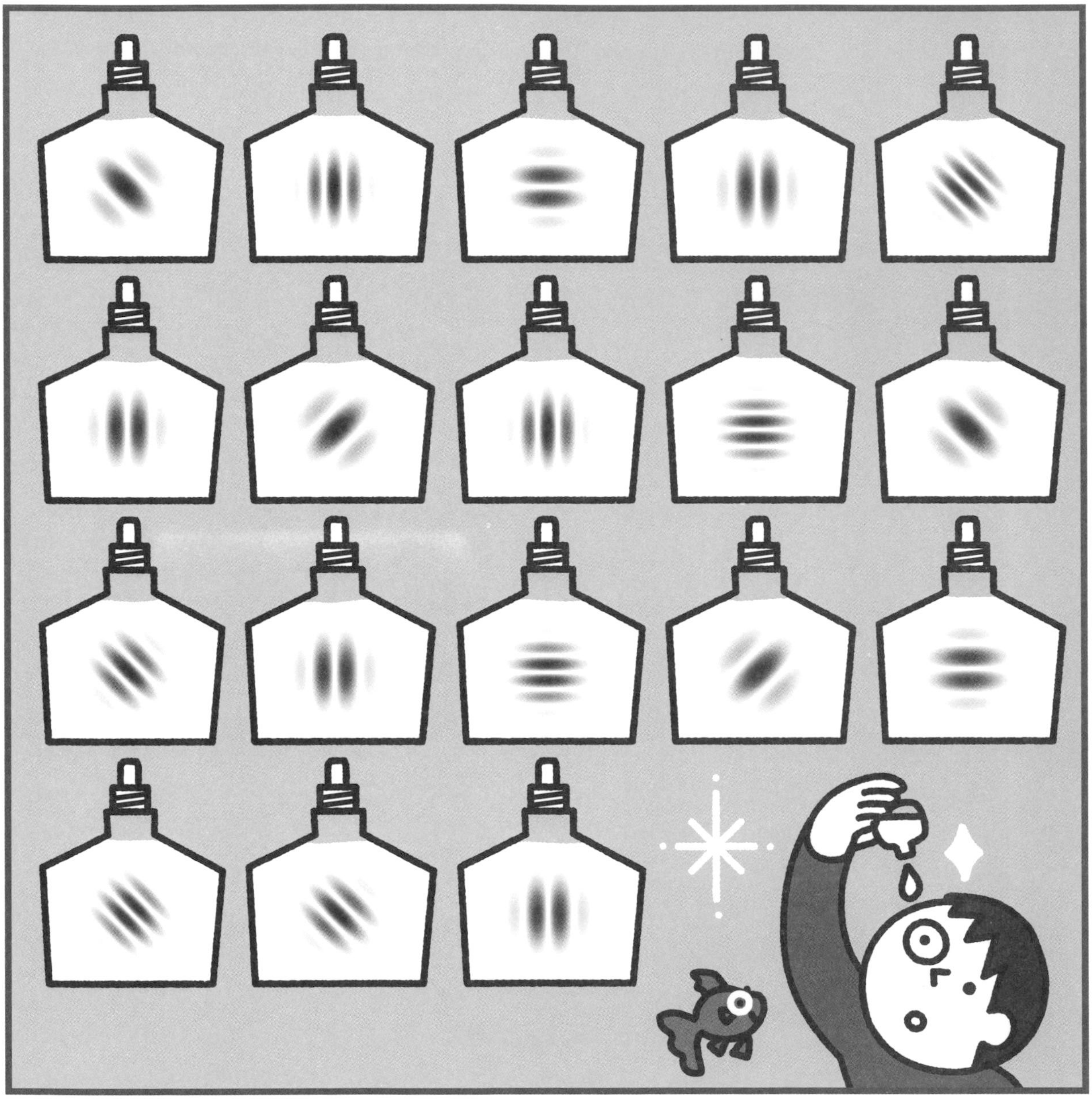

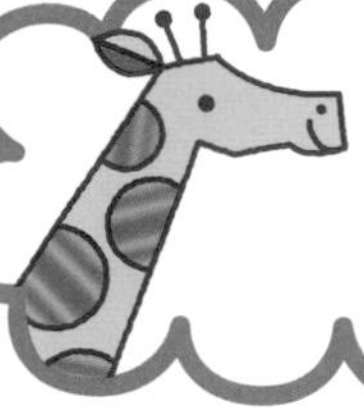

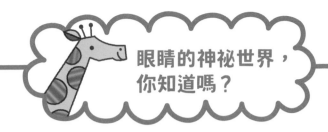

眼睛的神祕世界，
你知道嗎？

點完眼藥水後，哪一個做法才正確呢？

1 眨眼睛

2 轉動眼球

3 閉上眼睛休息　　（解答在下方）

你們點完眼藥水之後，通常下一個動作是什麼呢？

我點完後會眨眼睛，讓藥水布滿整個眼睛。

我也是！有時還會一直轉動眼球喔！

嗯～這樣做，藥效就沒辦法發揮了。
一直眨眼睛，眼淚會因爲受到刺激而變多。這樣一來，
藥水會被眼淚稀釋，它的藥效就會減弱了！
所以，點完眼藥水後，最好閉上眼睛稍作休息。
而我們的鼻子與淚管是相通的，
所以藥水會沿著淚管跑到鼻子裡面，
這時候只要輕輕捏住鼻根就可以避免囉！

哇！原來如此！那我得跟媽媽說，不然我點完眼藥水後，她老是叫我「眨眼睛」！

右頁解答

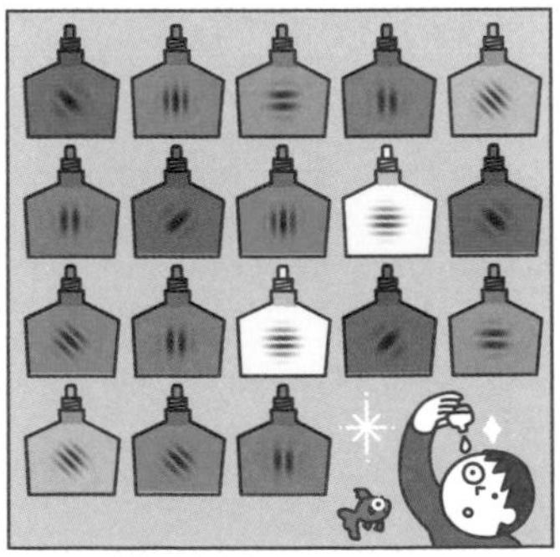

謎語解答 ▶ 3

睜大眼睛看看美麗的向日葵吧！

選擇一個喜歡的符號，接著找出同形狀及同方向的符號吧！

大小不同也沒關係喔！找到後，也可以找其他不同模樣的符號喔！

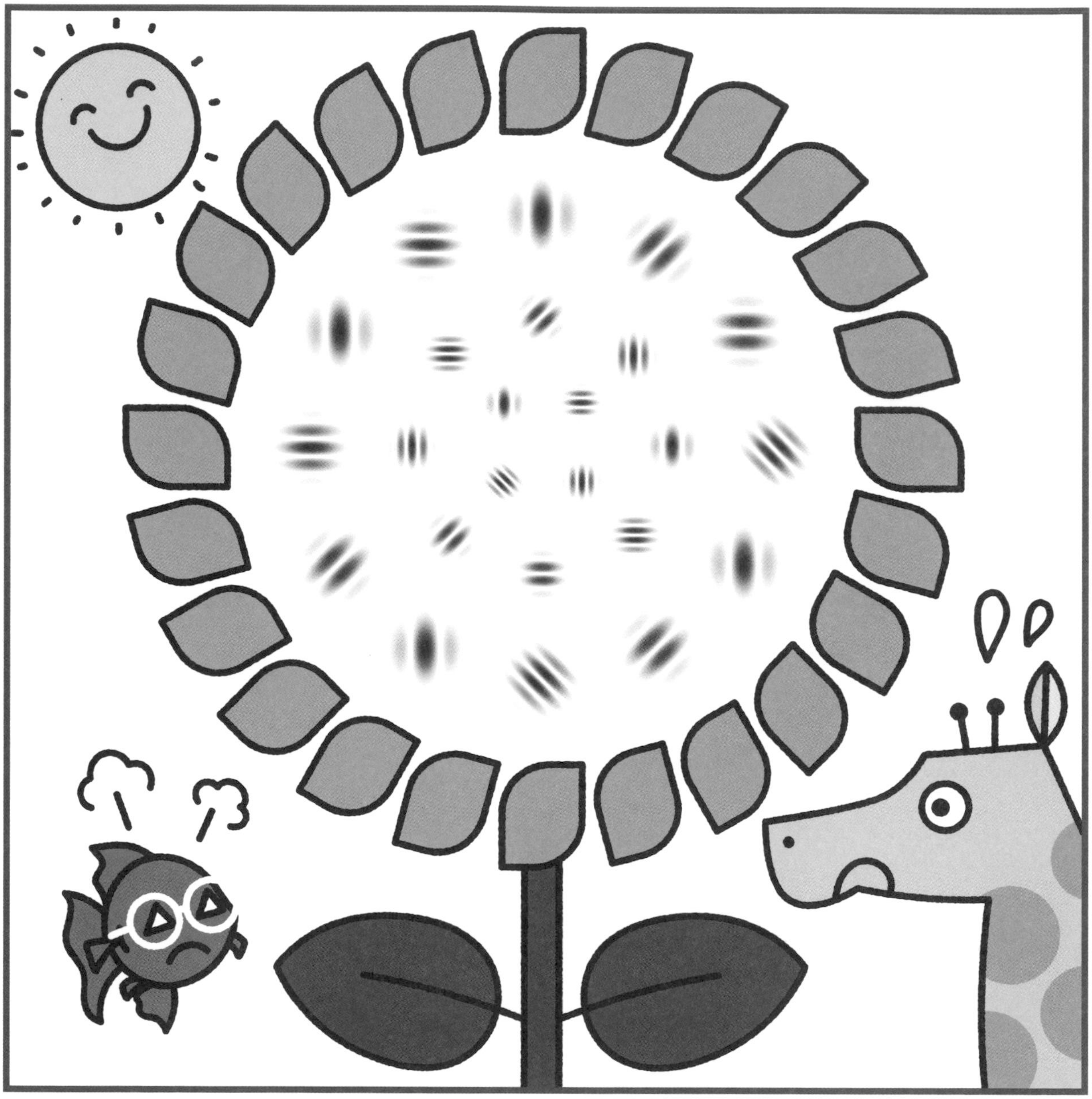

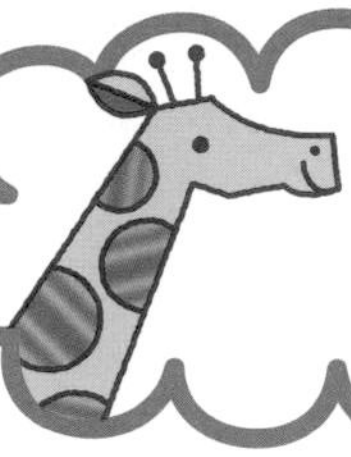

眼睛的神祕世界，
你知道嗎？

目瞪口呆、擠眉弄眼、眉開眼笑。
開心的時候，
我們的表情會像哪一種呢？

1 目瞪口呆

2 擠眉弄眼

3 眉開眼笑　（解答在下方）

小鹿，我們來玩猜謎吧！什麼東西會自己變模糊又變明亮呢？

嗯～月亮！

原來如此！小鹿，你好厲害。

原來如此？！ 小金，難不成你不知道答案？

答案是「眼睛」啦！當我們陷入自我迷思，無法正確判斷事情時，就會用「有眼如盲」來比喻眼睛看不清楚；遇到能夠仔細觀察事物，分辨好壞時，則會說「眼明心亮」，就好比擁有雪亮的眼睛一樣。

喔！你說的是這個啊！那「眉開眼笑」又是什麼意思呢？

這是形容我們感受到快樂的事物或遇到開心的事情時，眼睛因爲開懷大笑而變成瞇瞇眼了。除了這個，我們的眼睛還會變成圓滾滾的形狀和三角形的形狀喔！

我知道！因爲受到驚訝，目瞪口呆的表情就是圓滾滾的眼睛；生氣時擠起眉頭的眼睛，看起來就好像三角形一樣！

右頁解答

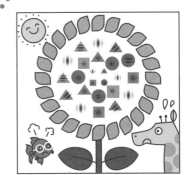

謎語解答 ▶ 3

眼鏡蛇的好朋友在哪裡？

這裡有 2 組一模一樣的眼鏡蛇喔！
一起來找找看吧！

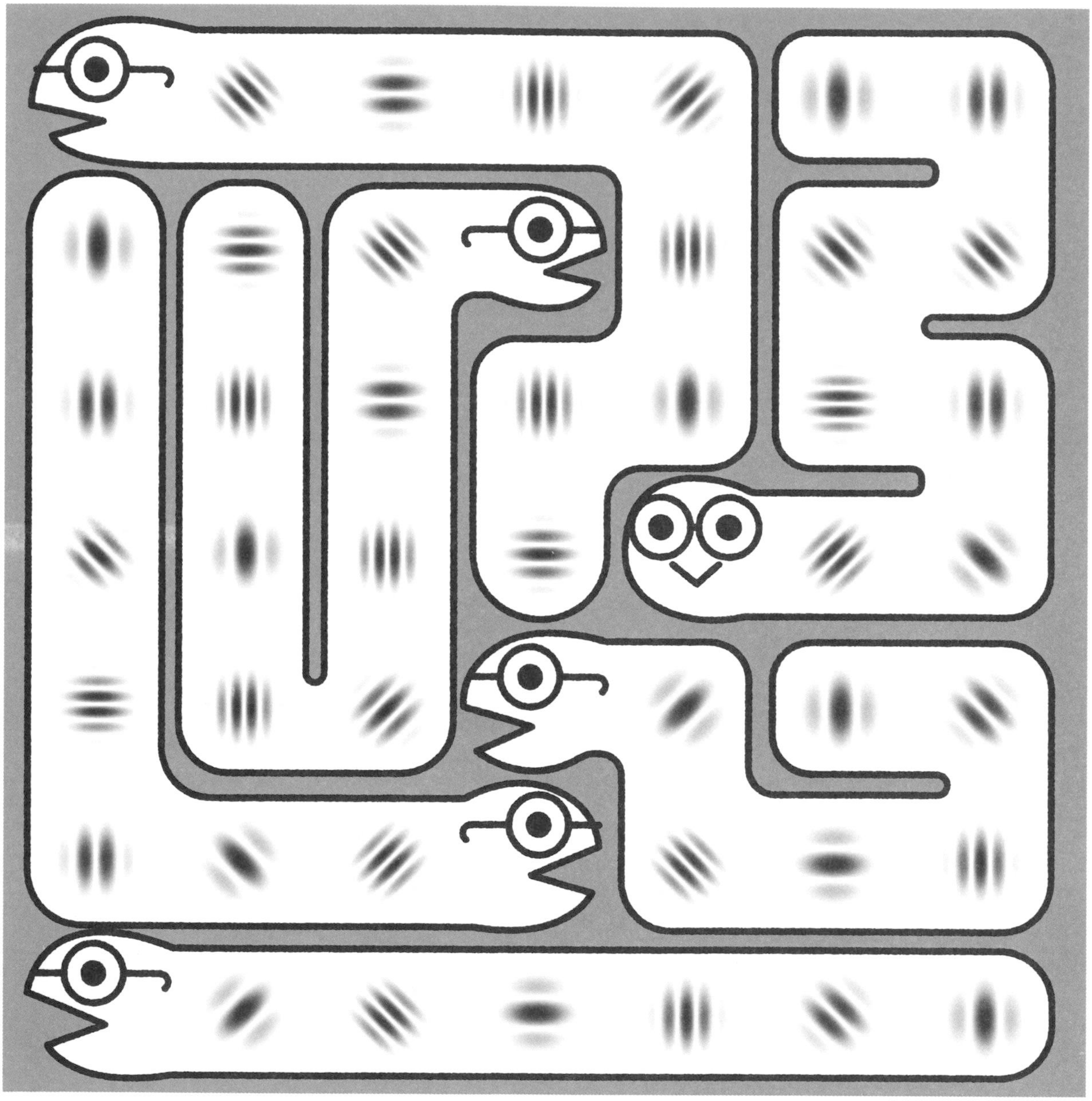

眼睛的神祕世界，
你知道嗎？

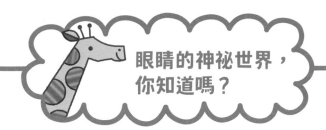

最早發明眼鏡的國家是哪一國呢？

1 至今尚未定論

2 英國

3 義大利　（解答在下方）

哪一個國家是世界上第一個發明眼鏡的國家呀？

那個國家的國土廣大又歷史悠久，會不會是中國？

好像不是。

嗯，還是國力雄厚的英國呢？

好像有人這樣說……。

小鹿，該不會你不知道答案吧？

是義大利？還是英國？我聽過很多種說法，
但是，就是不知道到底是誰發明的。

那麼眼鏡又是什麼時候發明的呢？

好像是在 700 多年前，
日本是在鎌倉時期出現的，
眼鏡在那個時期確實是很稀有的東西呀！

右頁解答

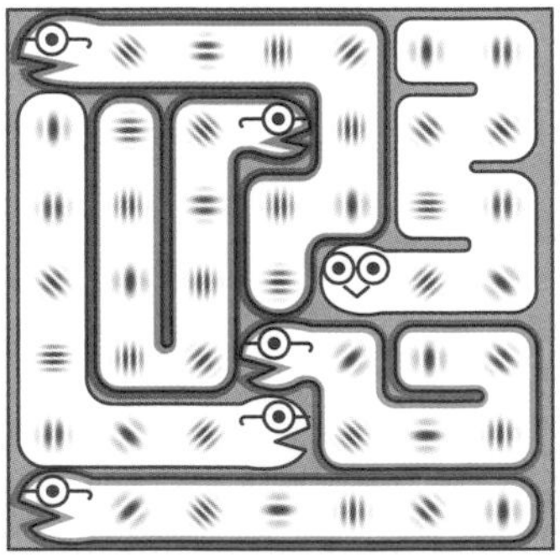

謎語解答 ▶ 1

我們一起去找小金玩吧！

從小鹿的位置開始出發，一起抵達終點吧！

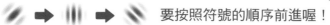

要按照符號的順序前進喔！

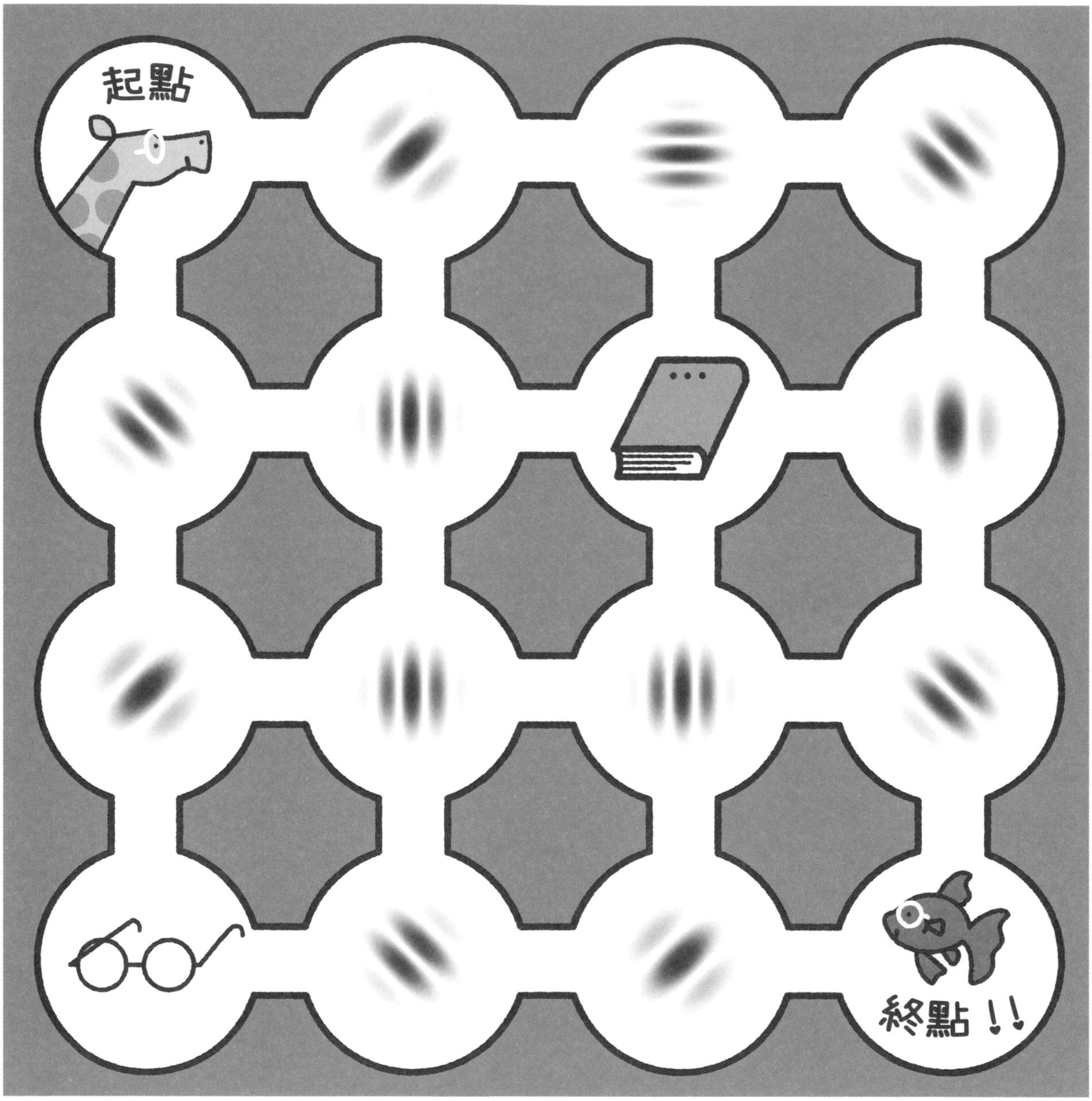

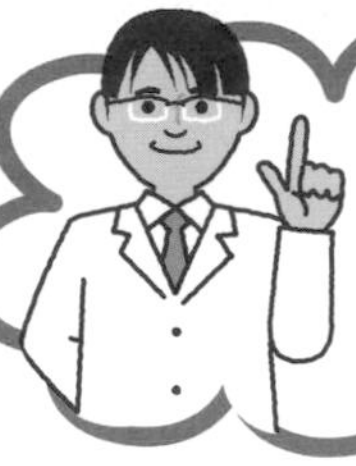

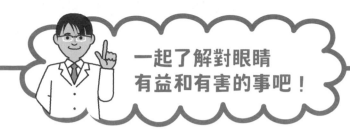

一起了解對眼睛
有益和有害的事吧！

視力差的孩子
越來越多嗎？

1 越來越多

2 越來越少

3 沒變多也沒變少　（解答在下方）

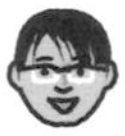

日本全國各地，每年都會在中小學舉辦視力檢查，就是你們在學校所做的檢查。而根據這些檢查結果顯示，視力差的孩童逐年增加。現在的**小學生，每 3 人之中就約有 1 人視力未滿 1.0**。40 年前左右，視力未滿 1.0 的則是每 6 人之中約有 1 人的情況。因此，可說是呈倍數成長的狀態。

爲什麼會變成這樣呢？

戶外活動的時間降低，是其中比較明確的原因。

對眼睛有幫助的行爲應該不只動動身體，

多看看不同的事物這樣而已，

其他也有研究顯示，與眼睛息息相關的不是

室內的光線，而是我們在戶外所曬的太陽光。

右頁解答

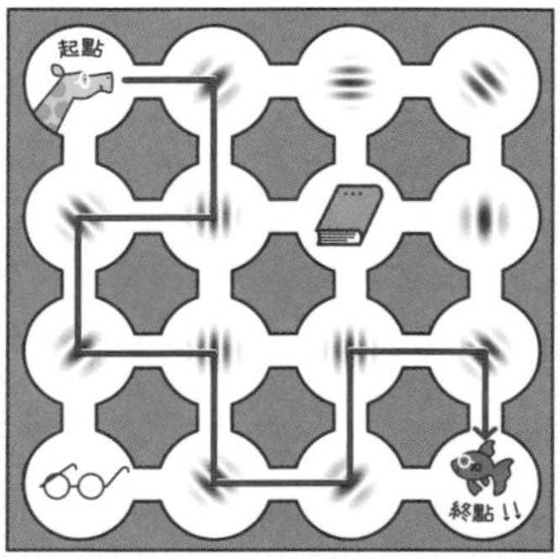

謎語解答 ▶ 1

從起點一路走到終點吧！

往終點的方向走，一起邊走邊找蔬菜吧！

要按照符號的順序前進喔！

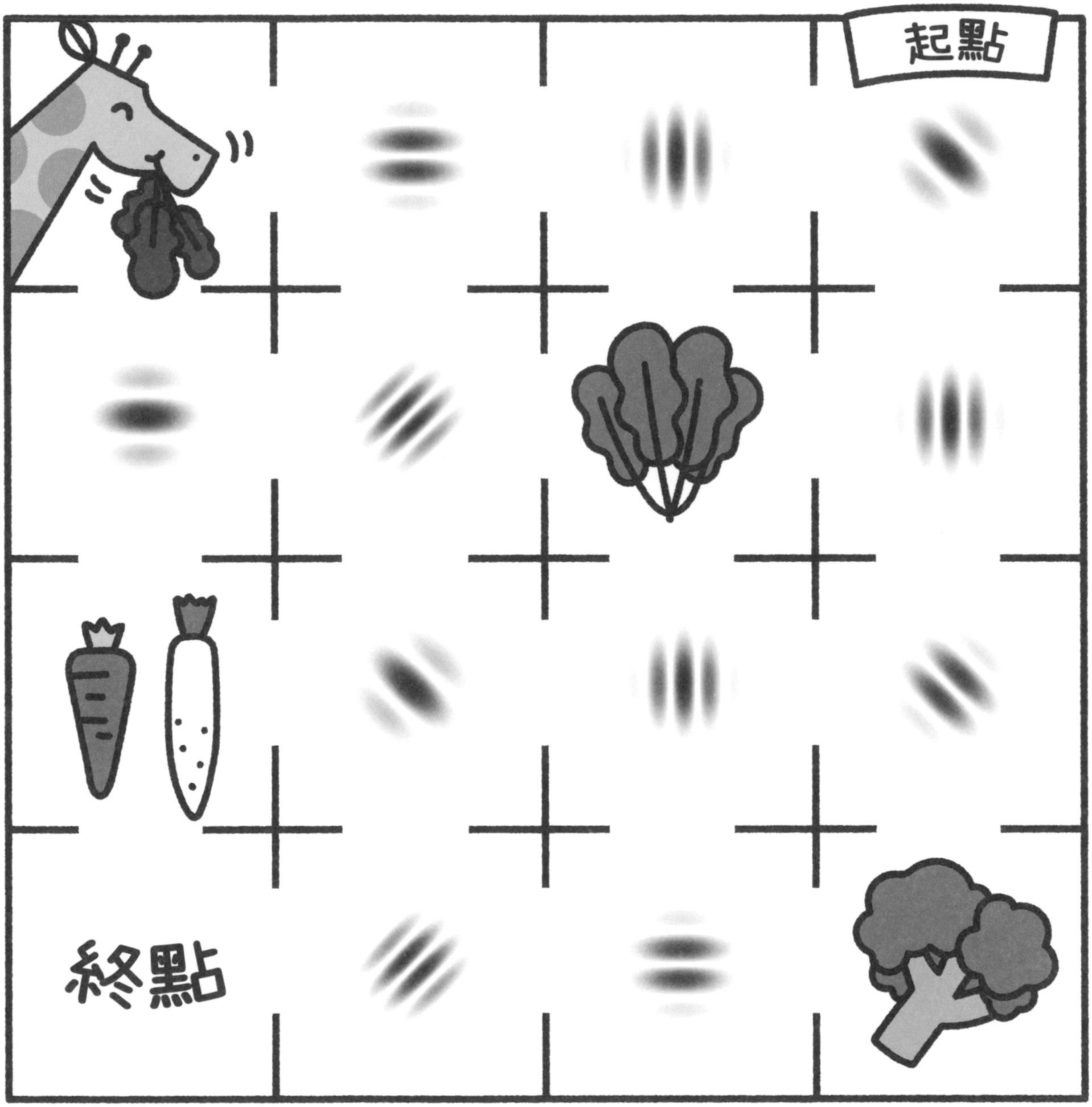

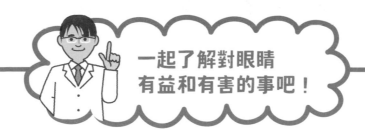

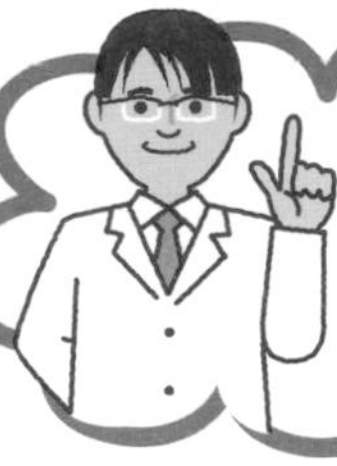

一起了解對眼睛有益和有害的事吧！

吃菠菜，視力會變好嗎？

1 因爲多吃菠菜，視力會變好，所以大家都愛♡

2 事實上……，正好相反，視力會變不好

3 能幫助護眼，但對提升視力沒什麼影響

（解答在下方）

我媽媽每天都端出菠菜，然後跟我說「吃菠菜對眼睛好」。

我媽媽則是每天早上都讓我吃藍莓耶！

因爲菠菜與藍莓裡頭都含有對眼睛有益的葉黃素及花青素。
不過，這些成分是幫助成年人預防眼部疾病的營養素，
跟孩子的眼睛沒有多大關係喔！

那有沒有對孩子眼睛好的食物呢？

對孩子來說，**重要的是均衡攝取各式各樣的食物**。
所以不管喜不喜歡，都要好好的攝取成長必需的
營養素喔！

右頁解答

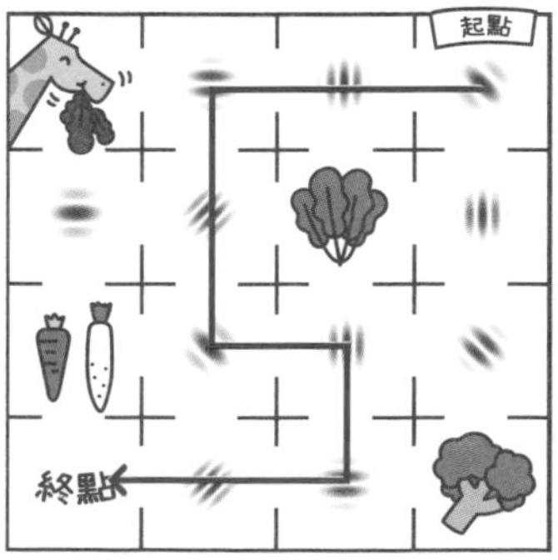

跟著符號，往終點前進吧！

這是一個電視迷宮喔！

要按照符號的順序前進喔！

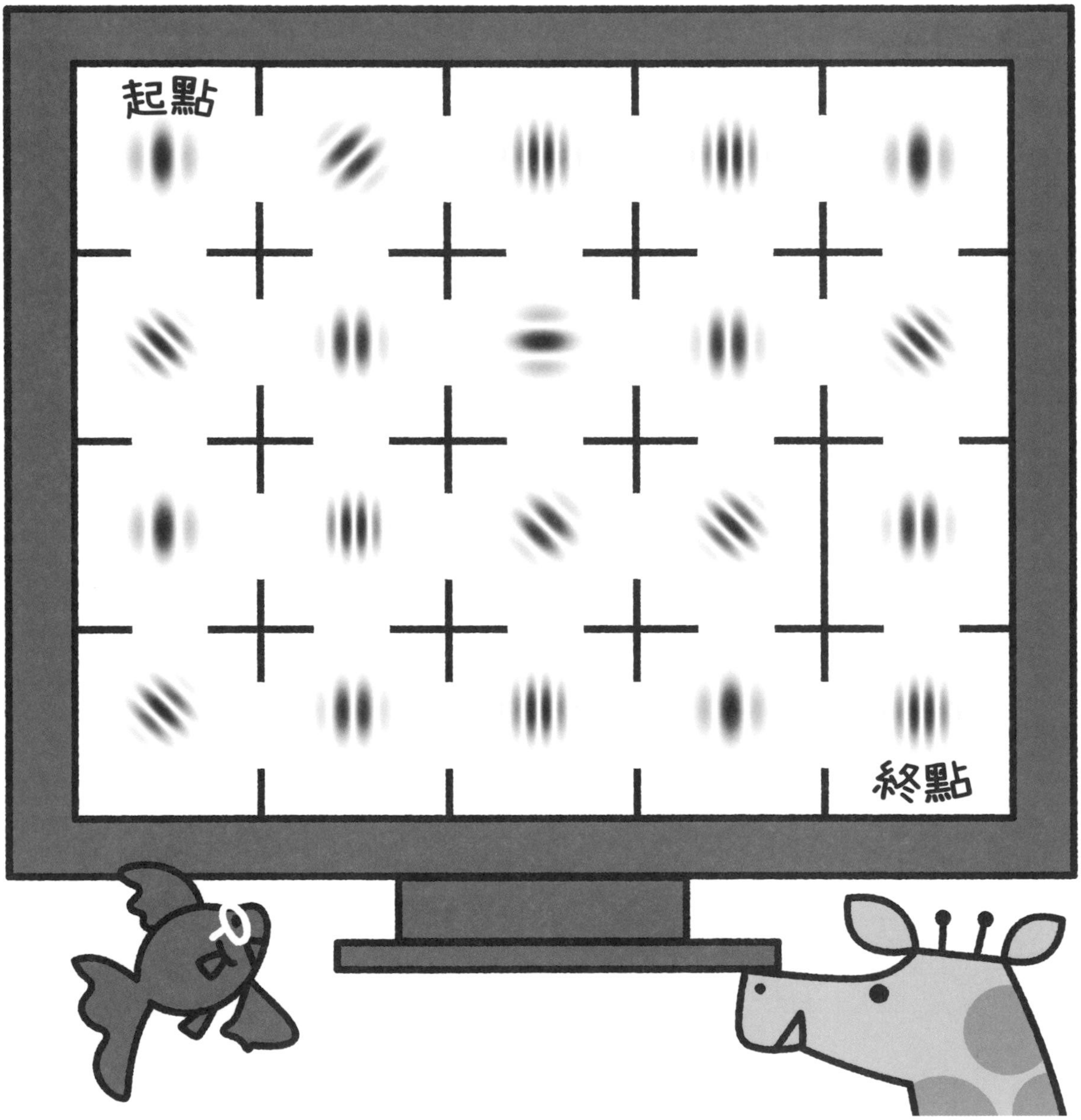

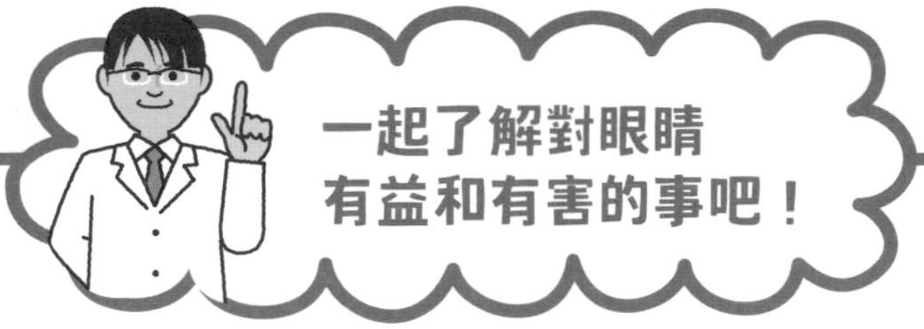

看電視時，要保持多遠的距離呢？

1　約電視機螢幕對角線長度的 3 倍

2　約電視機螢幕對角線長度的 5 倍

3　約電視機螢幕對角線長度的 7 倍　（解答在下方）

為什麼看電視的時候一定要保持距離呢？

長時間近距離看東西，視力就容易變差，所以小心一點比較好喔！
視力跟眼球大小（眼軸距離）息息相關。
眼球過大，視力就會變差，但老是近距離看東西，眼球也很容易變大喔！

那，大眼睛的人視力不好嗎？

眼球大小外觀是看不出來的。
眼睛很大並不意味著眼球也很大啦！

可是，看電視的距離太遠就不容易看清楚呀！

為了想看仔細而瞇起眼睛來看，眼睛反而會更疲勞。
所以最好的距離請保持約**電視機螢幕對角線長度的 3 倍長**。

右頁解答

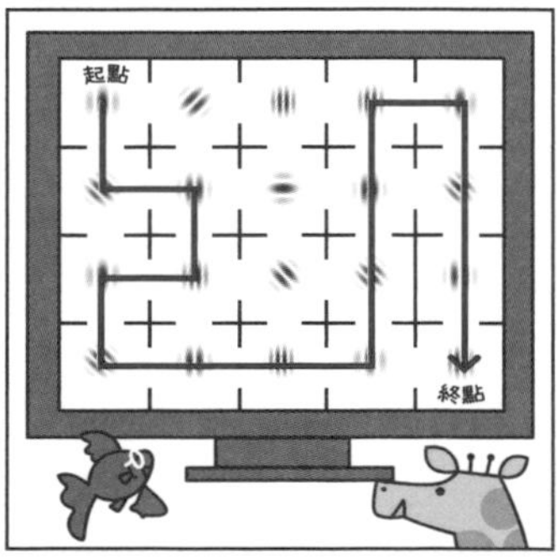

我們一起去找小金玩吧！

從小鹿的位置開始出發，一起抵達終點吧！

（符號）→（符號）→（符號）→（符號） 要按照符號的順序前進喔！

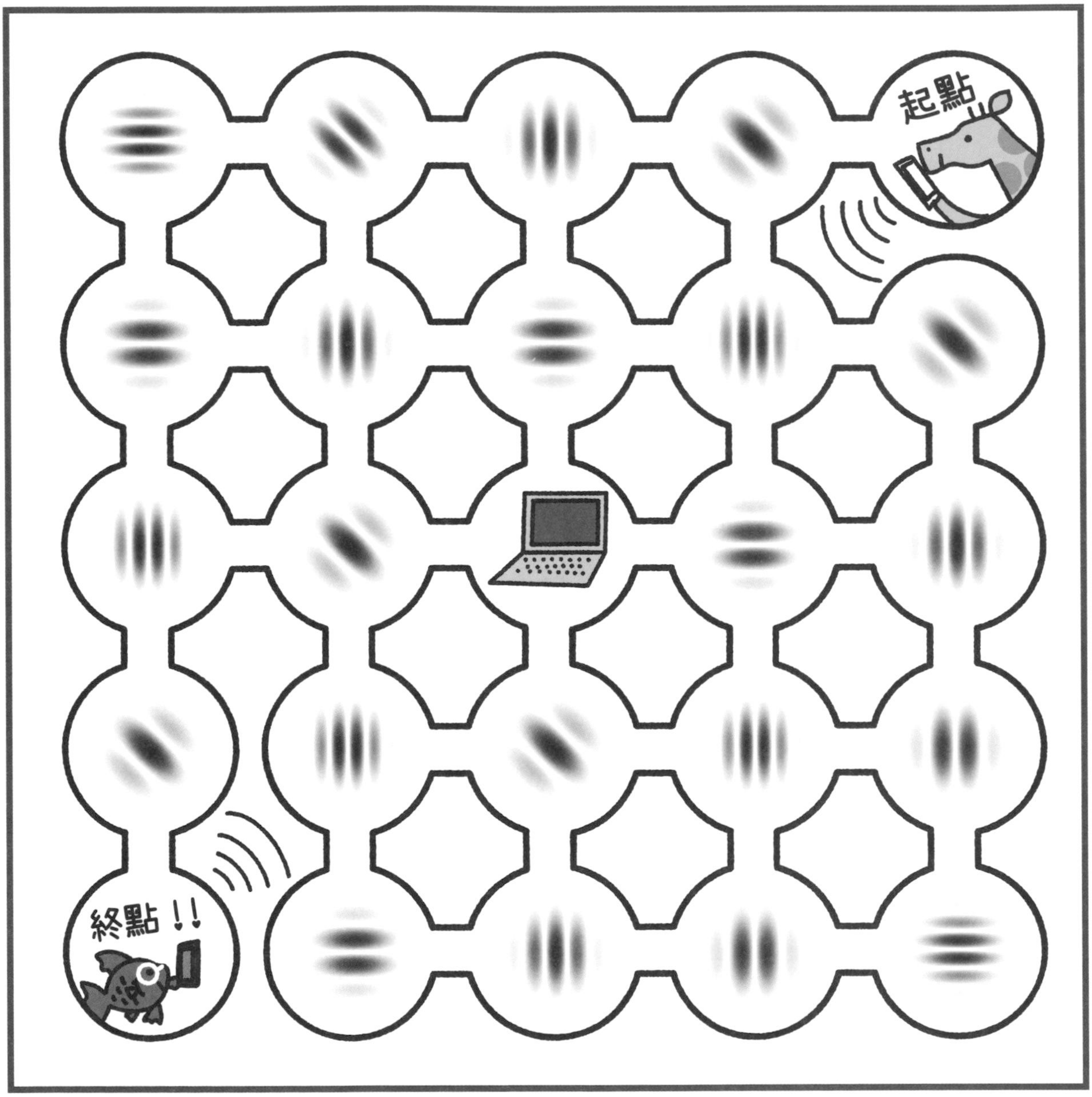

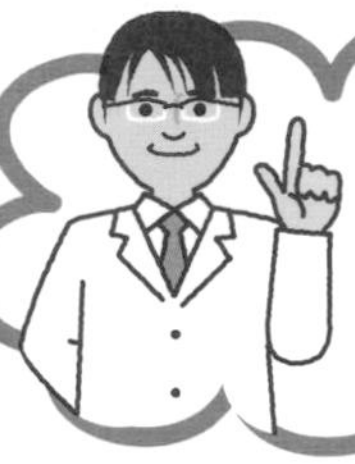

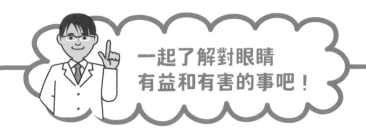

一起了解對眼睛
有益和有害的事吧！

電腦 & 手機
會傷害眼睛嗎？

1 爲了保護眼睛，會發出特殊的光線

2 使用頻率越高，眼睛會變得越好

3 過度使用對眼睛會帶來不好的影響（解答在下方）

我們在學校會使用電腦，這對眼睛會不會不好呀？

我只要一開始玩遊戲就停不下來，
我媽媽每次看到就會跟我說「小心眼睛會壞掉喔！」

當我們玩電腦或遊戲玩到很起勁時，眼睛就會離畫面越來越近。
**而近的東西看太多，眼睛就會變得很擅長看近的物體；
也就是容易變成近視。**

可是，大家都在用電腦跟手機呀？

所以，我們必須偶爾讓眼睛休息一下。**建議每隔 30 分鐘休息 1 次，讓眼睛遠離螢幕畫面並朝遠處看。想要避免眼睛疲勞，畫面的亮度不要調太亮；看螢幕時，保持 30 公分左右的距離等，都是需要注意的重點喔！**

右頁解答

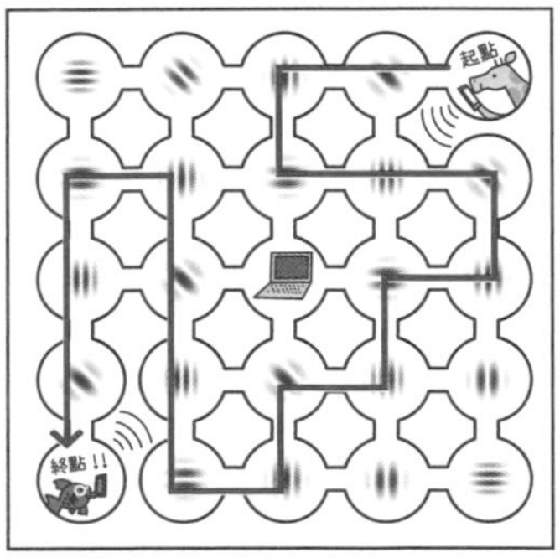

謎語解答 ▶ 3

一起從起點走到終點吧！

先跟土撥鼠打聲招呼，再往終點邁進吧！

要按照符號的順序前進喔！

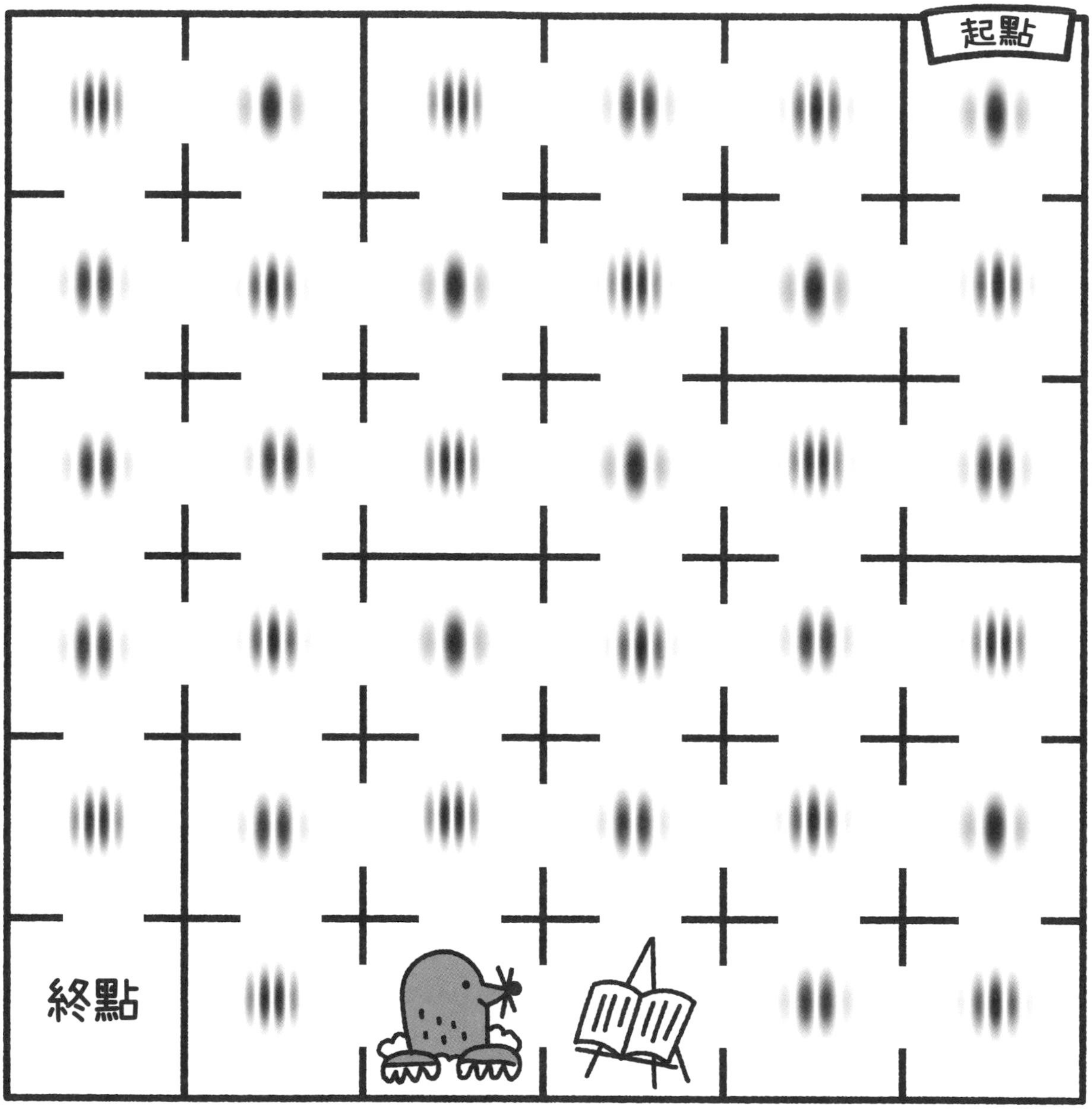

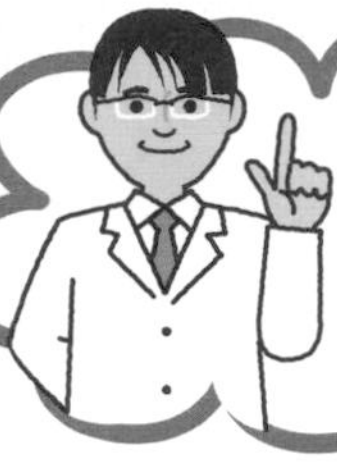

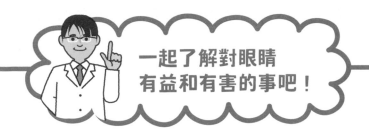

一起了解對眼睛
有益和有害的事吧！

在燈光昏暗的地方看書，視力會變差嗎？

1 **近視的度數會加深，視力會變差**

2 **眼睛可以變成夜視鏡，在昏暗處看得一清二楚**

3 **兩者沒有關係** （解答在下方）

小鹿，可以借我看最新一期的《哆啦 A 夢》嗎？

咦？你不是前一陣子就買了嗎？

我晚上偷偷躲在棉被看的時候，被我媽媽發現了啦！
媽媽氣得大罵一頓，還把它沒收了。

啊，你在光線不足的地方看書，視力會變差喔！

這個……雖然很多人都這樣說，但是，**並不是在光線不足的地方看書，視力就一定會變差喔！**

眞的嗎？！

在燈光昏暗的地方，我們會因爲不容易看到東西，而湊近眼睛去看。但是，這樣做是不對的！拉近距離看東西的動作越頻繁，視力就更容易變差。而且，話說回來，睡覺的時間到了，本來就應該去睡覺呀！

右頁解答

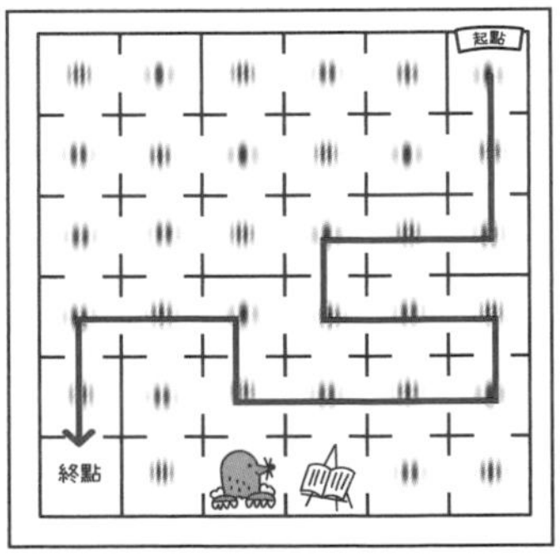

謎語解答 ▶ 3

堆雪人的季節來囉！

從太陽開始，往雪人的終點前進吧！

要按照符號的順序前進喔！

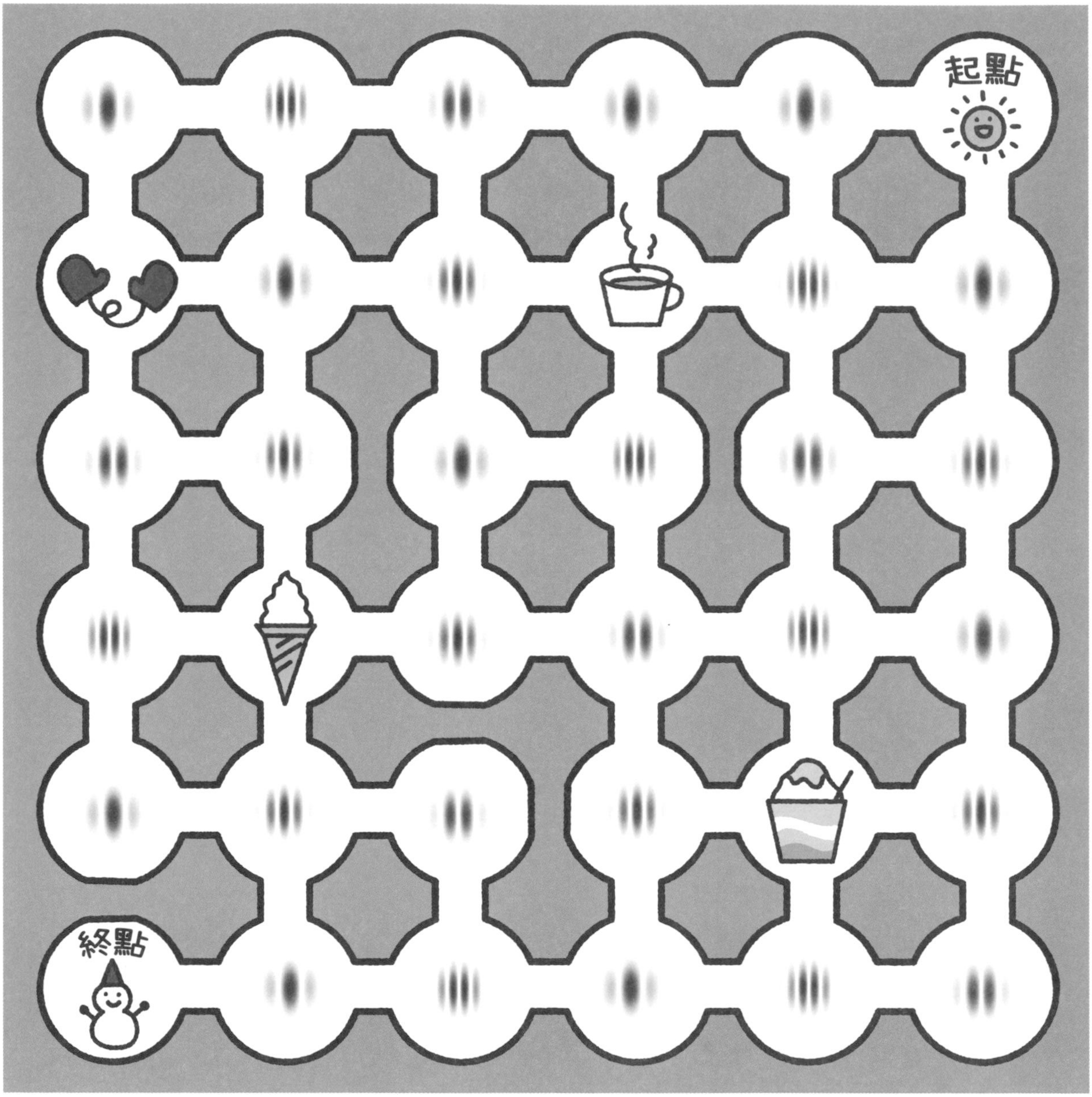

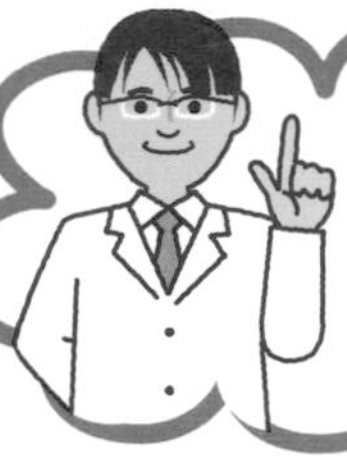

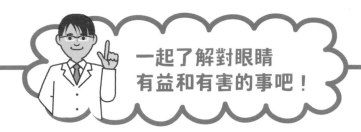

一起了解對眼睛
有益和有害的事吧！

眼睛疲勞時，要冰敷還是熱敷？

1 冰敷

2 熱敷

3 兩種方法都無效　（解答在下方）

小金，你眼睛疲勞時都怎麼做呀？

我好像都是用冰涼的毛巾冰敷吧？！就像我們發燒的時候，冰敷額頭後就會變得很舒服一樣。

那樣做好像不對耶！我聽說眼睛疲勞的時候，熱敷會比較好！**將兩手搓熱後，把手掌拱起來，敷在眼睛上，這時會變得熱熱的，用這個方法和善的對待眼睛，好像能夠消除疲勞喔！**

眞的嗎？爲什麼啊？

當我們眼睛感到疲勞時，眼睛周圍的血液循環就會變差。在這時候冰敷，會讓血液更難流動，因此熱敷會比較好，幫助促進血液循環。

右頁解答

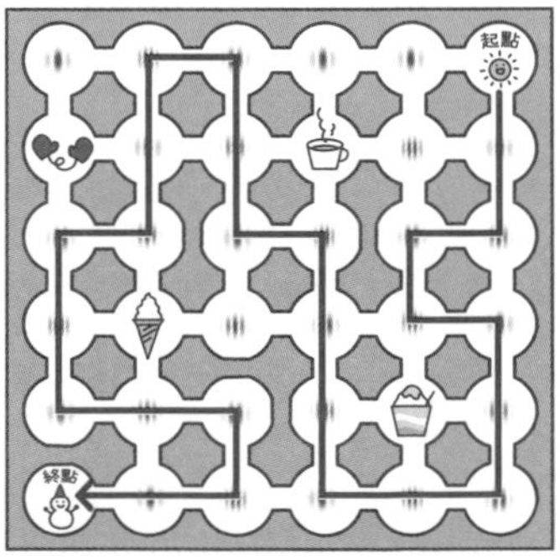

謎語解答 ▶ 2

今天的挑戰有點難喔！

一起跟著符號，往終點的方向前進吧！

要按照符號的順序前進喔！

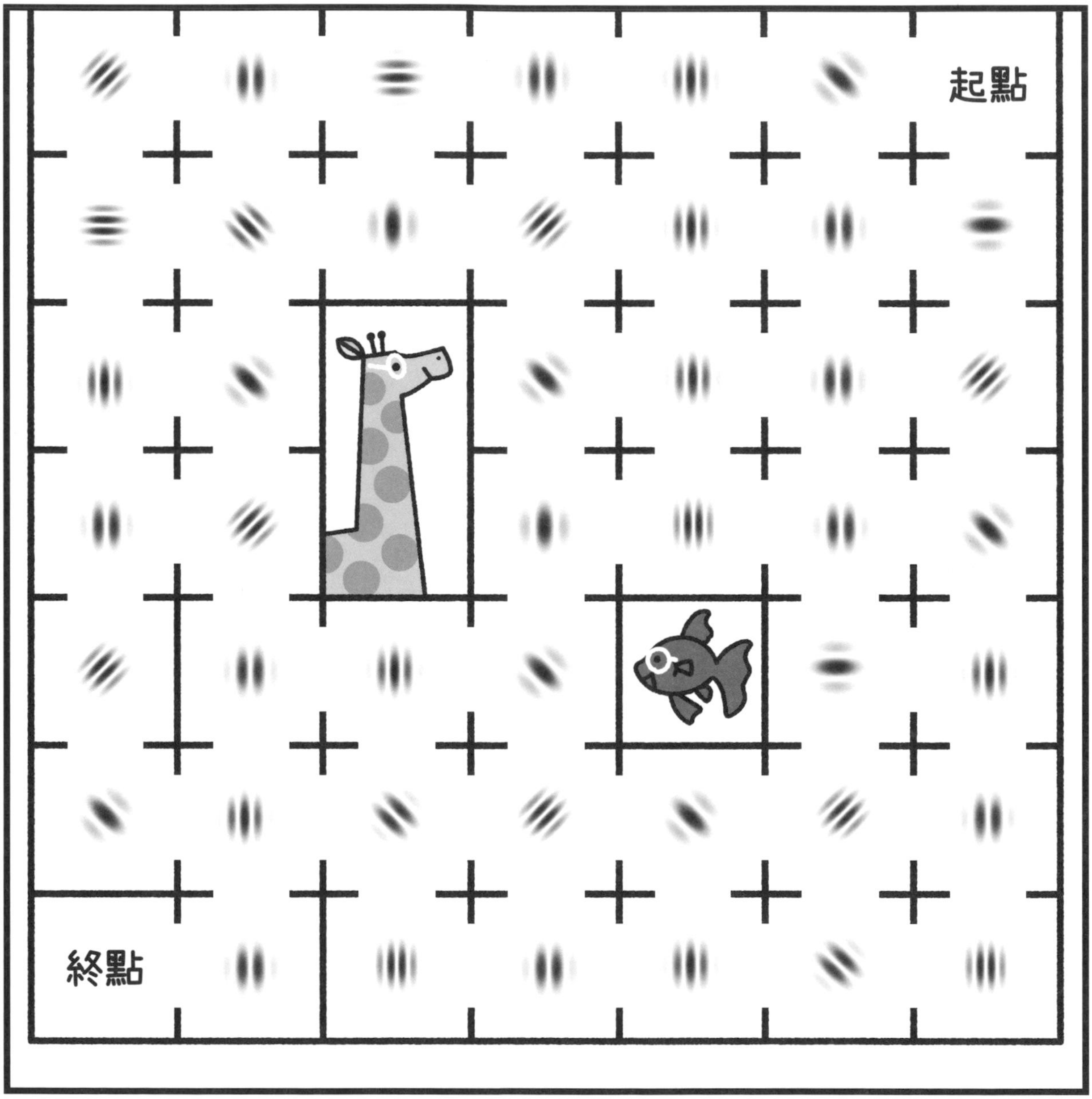

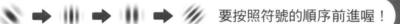

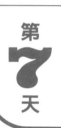

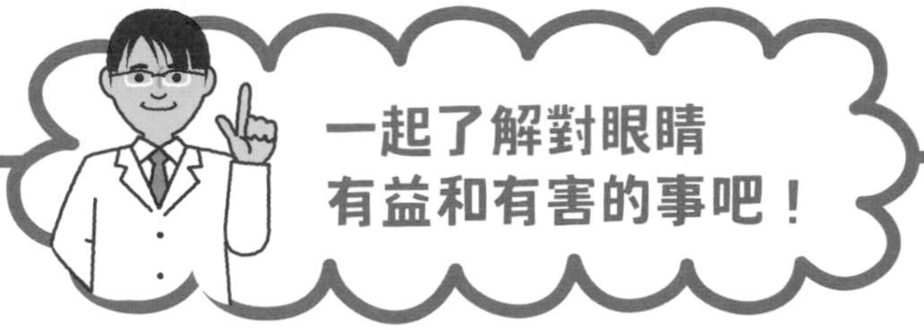

戴上眼鏡後，視力會變得越來越差？

1　戴上眼鏡後，近視不但會加深，視力也會變差

2　因爲戴了眼鏡，所以視力不會變差

3　戴上眼鏡後，連飯都變得好吃了♪　（解答在下方）

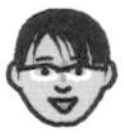

雖然有人認爲「開始戴眼鏡後，不但會加深近視，連視力也會變差，
眼鏡的度數也會不斷加重。」但這是錯誤的觀念。
舉例，身高長高時，我們會去買新衣服。
但這並不代表我們是因爲穿新衣服而長高的。
所以，眼鏡的度數加深就類似這樣的道理。
在近視初期開始戴眼鏡後，可能會出現「眼鏡」害自己視力變不好的錯覺，
但反過來說，就算沒有戴眼鏡，眼睛也會變糟呀！
明明看不清楚卻不戴眼鏡，這樣一來，
看東西時就會出現越靠越近的不良姿勢，
或是越來越看不清楚黑板上的字等狀況。
因此，搭配視力配戴眼鏡，
對我們的眼睛才是有好處的喔！

右頁解答

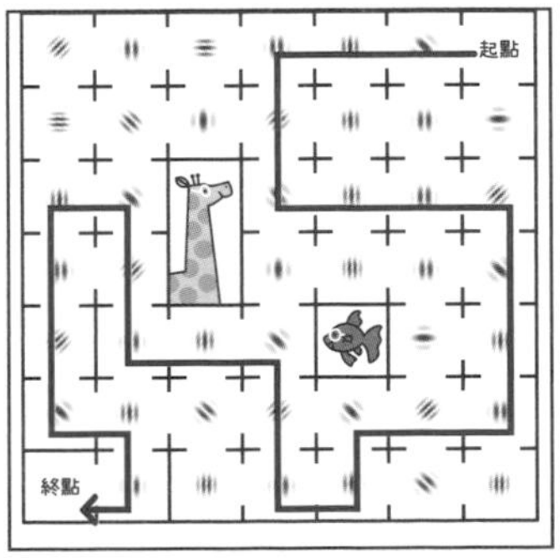

謎語解答 ▶ 2

大家來找碴！

一起找找看右頁和左頁中，有幾個不一樣的符號吧！

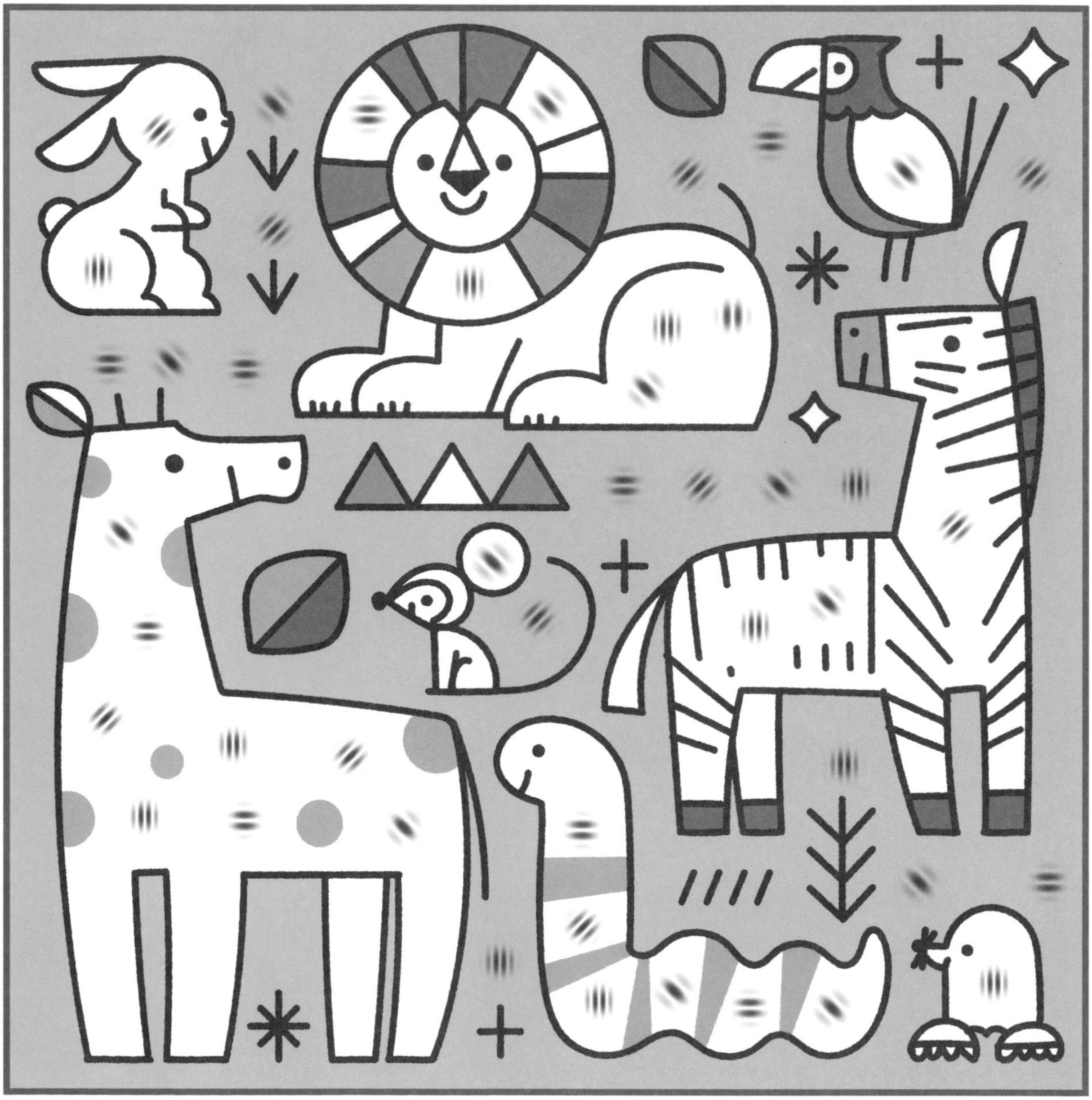

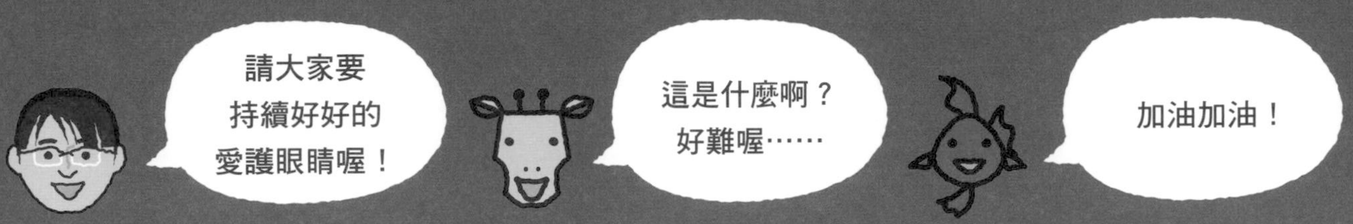
請大家要
持續好好的
愛護眼睛喔！
這是什麼啊？
好難喔……
加油加油！

※ 答案在 96 頁

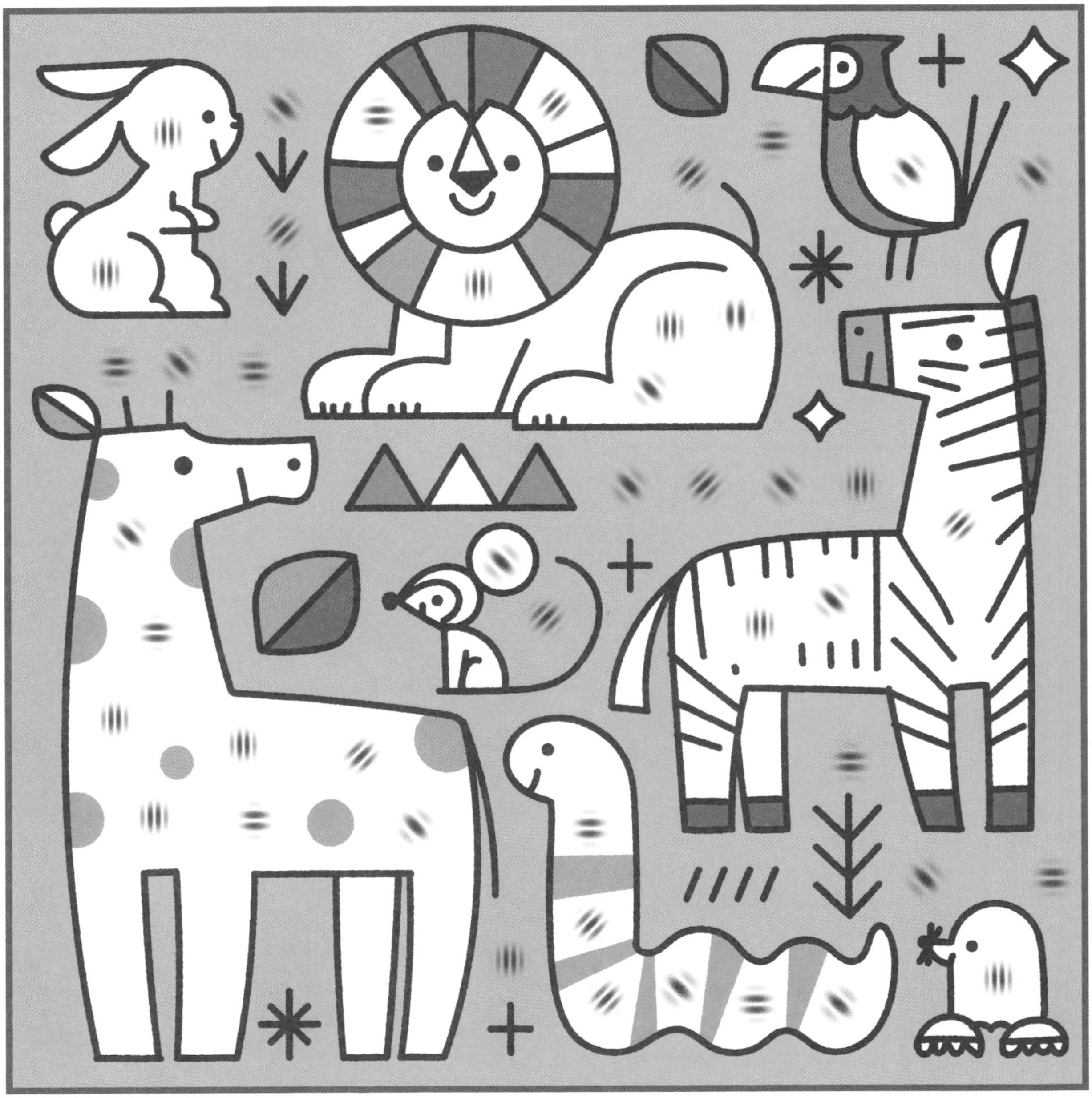

終章

練習完四週的蓋博眼球運動，感覺如何呢？

您的孩子是否不再喊眼睛痠澀疲勞，而且有一種雙眼備受呵護的感覺呢？

我任職的醫院眼科候診室內，總是有很多患者，其中大多數都是老年人。隨著年齡增長，出現白內障、青光眼、老年性黃斑部病變、視網膜剝離等眼部症狀也跟著持續增加，雖然這些都是無法避免的老化現象，但是在與患者聊天的過程中，我也會感到懊悔，覺得自己應該再對眼睛好一點。

這些眼睛問題確實好發在高齡者身上，可是卻很少人知道長久以來，近視是引發這些問題的根本原因。近視不單單只是眼睛看不清楚遠方的症狀而已，還會提高我們日後罹患嚴重眼疾的風險。因此每天持續保養，藉由保健視力來降低風險的動作就變得很重要。再者，我也希望您能帶著孩子，讓他們能夠隨時關心自己眼睛的健康狀況。

孩童的眼睛與成年人最大的不同之處，在於他們的眼睛每天持續的發育和變化。雖然有的人會認為「戴了眼鏡，近視會惡化，然後度數就會越戴越重。」事實上，近視會隨著孩子持續發育而逐步加重。所以，無論您的孩子是否有戴眼鏡，近視發展的速度都是一樣的。

世界上有許多保健視力的方法，有些民俗療法反而會使孩童的近視狀況更加惡化，經過科學證實有效的方法雖然可行，但如果這個保健視力的方法會妨礙到孩子眼睛的自然發育並帶來副作用的話，就不適用了。所以我們在幫助成長中的孩子保健視力時，需要特別小心。

「蓋博眼球運動」已受到科學證實，對遠視、散光、老花眼等症狀能幫助改善，不過我在本書中不斷重申這「僅限用保健視力」，因為這是專為成長期的孩子所設計的眼球遊戲。如果一旦錯過適當的治療將為時已晚，而且孩子的眼睛也將無法恢復到原本的狀態。

國小、國中的教室裡，有很多戴眼鏡的孩子，新聞也不斷報導孩童們的視力出現惡化的傾向。我身為一名眼科醫生，想做些什麼來改變這種情況，真切的想守護這些未來主人翁們的眼睛。透過蓋博眼球運動，除了幫助孩子保健視力以外，若也能幫助孩子更加了解眼睛，並且擁有愛護眼睛健康的概念，那將會令我感到非常欣慰。

最後，我要感謝插畫家 Satakeshunsuke 替本書繪製了可愛又獨特的插圖，讓孩子能愉快閱讀，也感謝在創作本書的期間，給予許多建議和支持的同事，謝謝你們。

平松類

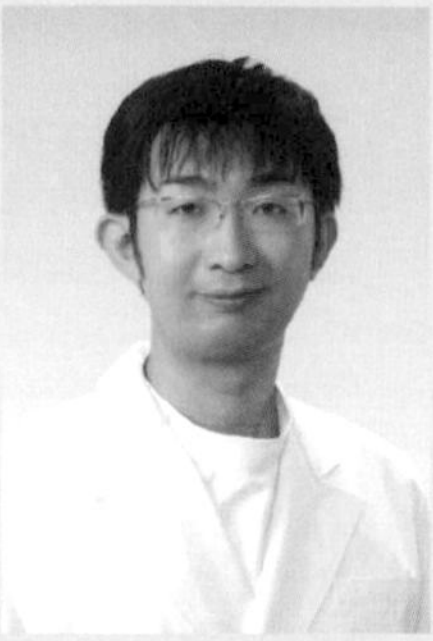

平松類

二本松眼科醫院 · 醫學博士

愛知縣原市人。畢業於昭和大學醫學部。現任二本松眼科醫院（東京都江戸川區）副院長。期待接受治療的患者從北海道到沖繩，遍布日本國內各地。不只多次參與媒體節目演出，也會在 YouTube 頻道上免費分享資訊。著有《拯救視力╳防失智的「蓋博符號」1 天 3 分鐘 14 天有感 腦科學認證！》(三采文化出版)、《只有眼科醫師知道，50 個永保視力的習慣》(暫譯)等多本著作。

■ YouTube「眼科醫生平松類頻道」

知識館　知識館001

蓋博眼球運動書

子どもガボール－見るだけで視力がよくなる
幼児・小学生向け

作者	平松類
譯者	周子琪
專業審訂	林珂如（台北市萬芳醫院眼科主治醫師）
責任編輯	陳鳳如
封面設計	張天薪
內文排版	李京蓉
童書行銷	張惠屏・侯宜廷・林佩琪
出版發行	采實文化事業股份有限公司
業務發行	張世明・林踏欣・林坤蓉・王貞玉
國際版權	鄒欣穎・施維真・王盈潔
印務採購	曾玉霞・謝素琴
會計行政	許俽瑀・李韶婉・張婕莛
法律顧問	第一國際法律事務所　余淑杏律師
電子信箱	acme@acmebook.com.tw
采實官網	www.acmebook.com.tw
采實臉書	www.facebook.com/acmebook01
采實童書粉絲團	https://www.facebook.com/acmestory/
ISBN	978-626-349-145-8
定價	350元
初版一刷	2023年2月
劃撥帳號	50148859
劃撥戶名	采實文化事業股份有限公司
	104 台北市中山區南京東路二段 95號 9樓
	電話：02-2511-9798　傳真：02-2571-3298

進階版解答（P92・P93）　7 個不同處

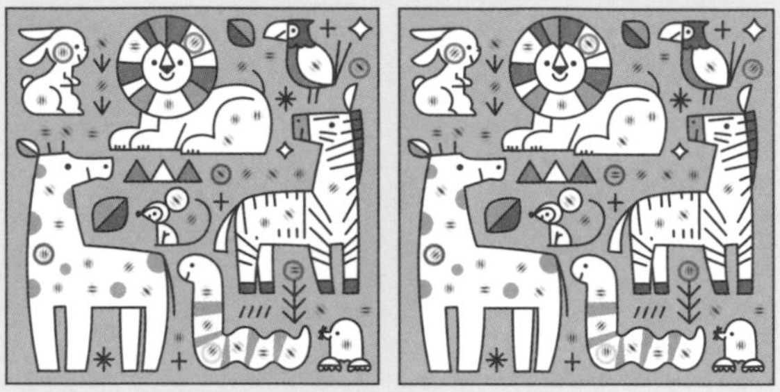

國家圖書館出版品預行編目(CIP)資料

蓋博眼球運動書/平松類作；周子琪譯. -- 初版. --
臺北市：采實文化事業股份有限公司, 2023.02
面；　公分. -- (知識館；1)
譯自：子どもガボール–見るだけで視力がよくなる–幼児・小学生向け
ISBN 978-626-349-145-8(平裝)

1.CST: 眼科 2.CST: 視力保健 3.CST: 健康法

416.7　　111021209

線上讀者回函

立即掃描 QR Code 或輸入下方網址，連結采實文化線上讀者回函，未來會不定期寄送書訊、活動消息，並有機會免費參加抽獎活動。

https://bit.ly/37oKZEa